王海龙 ———— 著

脏腑

腹诊

按摩

临证

华夏出版社
HUAXIA PUBLISHING HOUSE

图书在版编目（CIP）数据

脏腑按摩腹诊临证 / 王海龙著 . -- 北京 ：华夏出版社有限公司，2023.1
ISBN 978-7-5222-0351-5

Ⅰ．①脏… Ⅱ．①王… Ⅲ．①脏腑－按摩疗法（中医）Ⅳ．① R244.1

中国版本图书馆 CIP 数据核字（2022）第 101960 号

脏腑按摩腹诊临证

著　　者	王海龙	
责任编辑	黄　欣	
出版发行	华夏出版社有限公司	
经　　销	新华书店	
印　　刷	三河市少明印务有限公司	
装　　订	三河市少明印务有限公司	
版　　次	2023 年 1 月北京第 1 版	
	2023 年 1 月北京第 1 次印刷	
开　　本	720mm×1030mm　1/16 开	
印　　张	12.75	
字　　数	183 千字	
定　　价	59.00 元	

华夏出版社 地址：北京市东直门外香河园北里 4 号　邮编：100028
　　　　　　　网址：www.hxph.com.cn　　　电话：（010）64618981
若发现本版图书有印装质量问题，请与我社营销中心联系调换。

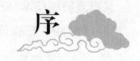

序

　　本书是我的学生王海龙继《脏腑按摩基础手法图解》之后的又一本关于脏腑按摩的著作，很高兴他在自己喜爱的领域里又有了新的成果和进步。不同于上一本书，在这本书中，他关注的内容从对手法技术的总结转向了对脏腑按摩理论与辨证方法的思考。书中将腹诊与按摩结合，有较大的理论深度，前人鲜有研究。对腹症、腹征的描写，清晰、生动，读之如亲身所感。书中数十个病例皆是作者临床所诊的真实病例，对诊疗过程的描述也细致传神。作者一直致力于临床脏腑按摩工作，书中所载治疗思路、触诊技巧、手感分析和治疗技术皆系多年积累，非一朝一夕可得，相信读者必能从中获益。

　　全书以伤寒腹诊为纲，以腹症、腹征的触诊及病机分析为核心，引出以脏腑按摩手法来消除腹部的病理反应，进而防治疾病的基本思路。本书以讲述病例为主，形散而神聚，条理清晰，逻辑性强。

　　书中对腹诊分区、痞、结、悸、满、急等腹征的切实分析和对相似腹征间细微差别的描述，清楚明白、紧贴临床，将一个按摩工作者在脏腑按摩中的指下感觉清晰地呈现出来，读之如临病体，足可见作者临床腹诊经验之丰富，文字功底之深厚。

　　腹诊是中医学之瑰宝，与脉诊同为切诊范畴，是中医诊察疾病的重要技术手段，而伤寒腹诊是其中最为系统的部分。近年来，腹诊研究逐渐兴起，在中医临床治疗中起着越来越重要的作用。而其在触诊技术、形体辨析、疗效评估等方面，均与脏腑按摩有着密切的联系。将二者结合起来，是提高脏腑按摩临床疗效、巩固中医按摩理论基础的新途径。

《脏腑按摩腹诊临证》通过病例来详析腹症、腹征，让我们更加清楚地了解病证的辨证论治方法、腹诊方法与脏腑按摩技术。所以，这既是一本生动的医案，也是一本了解中医腹诊与健康的读本。

读经典，做临床，中医学的研究离不开"理"与"法"的结合，作者尝试将传统的腹诊与按摩之间的那些关系理清，做了大量的理论挖掘和临床验证工作，这是值得鼓励的，这本书也是值得一读的。我强烈推荐本书。

王友仁

2021 年 8 月 1 日

前言

如果说按摩是中国最古老的医疗方法之一，我想，不会有人出来反对。早在远古之时，按压、摩擦、拍打、抚触，就是我们的祖先相互安抚的最原始和最亲近的方式。

与病魔斗争似乎是人类的宿命，无论社会如何发展，文明如何进步，伤痛与疾病都会伴随着人类。如今，我们拥有着先进的医疗技术，同时也面对着医院里络绎不绝的病患。这是为什么呢？关于这个问题，至少现在我们还没有找到答案。但我们知道，这不是科技的错，科技进步的确推动了医学的发展，例如，如果早一点出现抗生素，很多因瘟疫而死的患者就可以得救；如果早一点发明 CT、MRI 这些检测技术，多少疑难杂症可以得到防治。人类为了健康长寿，始终把医学研究放在了科技研究的前端，尽管如此，最后的医疗效果仍不能尽善尽美。

在医疗技术如此进步的今天，有一点是值得医生反思的，当我们拿起威力越来越强大的"武器"，立志消灭所有病痛之时，我们是否用力过猛了？在高新药品与检查设备的支持下，我们的脑海里勾画出一个完美的人体状态：没有病菌和病毒，肌肉与骨骼是完美的力学平衡状态，心脏与血管协调地调控着血流速率与力量，神经井然有序地传递着大脑的命令，机体的每一个部分、每一个细胞都在各司其职、和谐共进。或许，这就是人类健康的终极理想。可是，这并不现实。不要忘记，自从有了人类也就有了病痛，疾病与人类是共生的。

　　我们都知道，中西医的治疗观截然不同。西医凭借强大的科技力量，以对抗和杀灭疾病为目的，找到病因，用药物或手术等治疗手段消除疾病是其基本的治疗模式。而中医则不同，中医认为人体是阴阳二气结合的整体：阴阳平衡，人体则健康无病；阴阳失衡，则百病由生；阴阳离决，则生命结束。为医者，重在维持阴阳平衡，切不可使一方太过或不及。而且这一平衡是动态的，是在恒动之中的，这种恒动受天时、起居、饮食、情绪等多方面的影响。因此，中医就是在调节阴阳平衡。无论是年轻力壮时的高水平平衡，还是年老体弱或久病虚衰时的低水平平衡，维持阴阳的平衡均是第一要务，也只有在平衡的基础上才需要考虑调节平衡的质量与水平。这就是为什么有些年轻人会因一次高烧或多日熬夜而猝死，而一个久病卧床的老人却能存活数十年。

　　中医历经千年，发展出了按摩、针灸、中药等多种治疗方法，其根本就在于保持人体阴阳平衡，因为人体的阴阳之气在各种因素的影响下处在此消彼长的变化之中，我们需要保持阴阳的相对平衡，使之在机体适应能力范围之内，机体才能保持相对健康。如果超出适应能力范围，机体无法承受，就会生病。在机体的自我调节下，或是在医者用针、药、按摩等治疗手段的调理下，阴阳二气恢复原有的平衡状态，机体就痊愈了。所以，中医不会试图去消灭什么。

　　另外，中医学的治疗原则是治病求本、调和阴阳、扶正祛邪、三因治宜，无一不体现中医执掌权衡、以简驭繁的王者之风。

　　那么，按摩又是如何治病的呢？没有药汁入口，没有刀针入体，全凭一双手。按摩治疗的基础是什么？就是医者双手可及的筋、肉、骨、脉、皮。按摩治疗的途径是什么？是广布周身内外、无处不在、无处不连的经络。我们按摩医生有着一双柔和有力的手，能够发出特有的均匀、持久、渗透的力，作用在患者机体上，通过经络的联系，影响、激发、疏通、清理、振奋、安抚、舒展着患者机体的各个部分。除了力，我们几乎没有为患者输入什么，更没有从患者体内取出什么，可患者的疼痛不适却消失了，这是为什么呢？

　　其实，原因很简单，按摩就是利用人体的整体性，司外揣内，见微知著，以可触及的机体为入手点，借助经络传导，起到调节周身的作用。我的老师王友仁先生说过：按摩，一言以蔽之，调也，调其不调也！中医的整体观，有别于西医的整体观念，它不是单元式的结构，也不是线性的结构，而是网络式的结构，五体、气血、脏腑、经脉、五官、九窍都是身体的一部分，它们形成了一个你中有我、我中有你、相互连接、相互滋生、相互制约的网状结构。在这个复杂的平衡体中，若失调程度较轻，那么失调之处会在网状结构其他部分的吸收与共谐下被消减；若失调程度较重，网状结构无法自我调控，那么人就会生病。我们按摩医生，就是利用这一网状结构，以其中的形体与经络为抓手，帮助这个平衡体恢复平衡以及提高平衡体的强度与韧性。因此，几乎所有的按摩治疗都是间接的，都是借助这个网状体的互联关系起效的。所以我们不仅可以治疗筋伤、骨伤，也可以治疗内科、妇科、儿科疾病，我们需要做的是评估患者的平衡状态，找到其失衡点，确定失衡点与形体经络联系的最佳途径，以手调之。

　　中医按摩曾经并不为人所重视，处在快速发展的中西医学的边缘地带。突然间，医学科技的大门被打开，先进的解剖学、影像学、神经医学涌了进来，那些关于肌肉、骨关节、神经支配、血液循环、生物力学和康复技术的最新成果以及那些基于最新成果而涌现出的精准的整复、牵拉与松动的手法，让我们迫不及待地想要去学习。于是，带脉成了腰大肌，足太阳经成了浅表链，督脉成了脊神经……我们的技术和对疾病的认知程度大大提高了，中医按摩上了一个新台阶。等我们从如饥似渴学习与引进先进技术中清醒过来，却遇到了与中医学其他领域相同的问题：新技术、新理念解决的只是技术层面的部分问题，我们面对众多的患者，依然无法消除所有人的病痛。

　　我从事临床按摩已有二十余年，这也是按摩发展的黄金时期。我曾经访师问友，只为学会那几招整复手法，也曾经抱着图谱与模型冥思苦想，只为弄清某几块肌肉受哪些神经支配，即使这样，我和与我志同道合的同事们仍没有练就一招制敌的本领。知识是在不断更新的，技术是在不断优化的，但疗效，只能说小有提高。这不是知识和技术的错，错在我们这些医者。那些先进的、最新的医学成果，应该成为我们双手的延伸，成为中医四诊的补充，可我们却让它们成了桎梏，以致画地为牢。当我们把经脉等同于神经，把经筋想象成筋膜，当我们沾沾自喜于把经脉循行与生物力线重合时，就限制了自己的格局，也让中医的整体观变形了。肌肉就是肌肉、神经就是神经，它们并不是别的什么东西，正如带脉就是带脉、足太阳经就是足太阳经一样。一旦脱离了中医的根，那就不是中医了，我们有时有意或无意地放弃了自己的本源。中医的高远，不在于技术与设备，而在于思维，包括对这些技术和设备的运用。数千年来，科技代代更新，中医却从未过时，其奥妙就在于此。

谨察阴阳之所在而"调之"，这就是中医学治疗的总原则，若以一字言之，那便是"和"。王友仁老师说，中医就是和谐的医学，按摩就是调和的疗法。中华文化是"和"的文化，故源于此的中医学亦是"和"的医学，那就让我们从"和"开始吧。

"和"，在中华传统文化中的历史可追溯到《尚书》《周易》。"协和万邦""律和声""自作不和，尔惟和哉""不克敬于和"均出自《尚书》，可见，当时已将"和"看成是一种和谐安定的状态。《周易》中的"和"指一种自然界的和谐状态，乾卦的《象传》说："乾道变化，各正性命。保合太和，乃利贞。"指的就是在乾阳之气化生万物的过程中，达成高度和谐的状态，则万物生长成熟，族类繁衍。这种状态是通过阴阳的动态平衡来实现的，此外，噬嗑卦中虽未明确提到"和"字，但其卦之义在于震下离上，阴阳相济、刚柔相交，如同牙齿咬合一样，且此卦隐喻了一对相反相成的矛盾，是对"和"的含义的引申。

另外，"和"也是一个朴素的哲学用语。《汉书·艺文志》云："仁之与义，敬之与和，相反而皆相成也。"而最早强调不同事物之间关系为"和"的是道家，正如《道德经》中说："挫其锐，解其纷，和其光，同其尘。是谓玄同。""和"与儒家中庸思想关系也很密切，中庸思想的核心为"致中和"，被后世中医广为应用。《中庸》中说："中也者，天下之大本也；和也者，天下之达道也。致中和，天地位焉，万物育焉。"宋代理学兴盛之时，人们对"和"有了进一步的认识，张载将"和"的含义进行了扩展，将整个世界变化的总过程称之为"太和"。王夫之又在《张子正蒙注》中言："太和，和之至也。"可见，理学家认为，世间万物之间虽然存在着矛盾，但在事物的变化过程中，彼此和谐仍是最主要的。这对当时中医学的发展有极大的影响。总体来说，中国哲学范畴的"和"主要是对宇宙万物和谐状态的概括。

中医学是在哲学思想指导下的整体医学，对自然人体哲学的思辨促进了中医学的形成。中医之"中"，是中华、中州的"中"，更是"致中和"的"中"。

读经典，做临床，让我们看看中医学经典之首的《黄帝内经》（包括《素问》与《灵枢》）是如何给我们搭建起一个"和"的中医学医疗体系的。

《黄帝内经》共162篇，其中涉及"和"的有55篇，其内容涵盖了治则、治法、生理、病理、遣方用药等中医学理论，可以说，中医学的理论体系，尤其是治疗体系，是在"和"的思想基础上建立起来的。那么，《黄帝内经》中的"和"又有哪些含义呢？

首先，"和"是对万物和谐状态的概括，其基本含义就是"和谐"。《黄帝内经》中的"和"，有的指人与自然环境的和谐，如《素问·六元正纪大论》中记载："春令反行，草乃生荣，民气和。"而人体整体功能是否和谐，取决于各个组成部分的功能是否和谐，所以，这又涉及机体各个脏腑的功能是否和谐，如《灵枢·脉度》云："五脏常内阅于上七窍也，故肺气通于鼻，肺和则鼻能知臭香矣；心气通于舌，心和则舌能知五味矣；肝气通于目，肝和则目能辨五色矣；脾气通于口，脾和则口能知五谷矣；肾气通于耳，肾和则耳能闻五音矣。"此外，"和"也指人体的气血和谐，如《灵枢·平人绝谷》中记载："五脏安定，血脉和利，精神乃居。"

其次，"和"的含义还有"调和"。《黄帝内经》中的"调和"又有两种含义，第一种含义是指不同物质相互融合为一体的过程，如《素问·六节藏象论》载："五味入口，藏于肠胃，味有所藏，以养五气，气和而生，津液相成，神乃自生。"又如《灵枢·经筋》载："以白酒和桂，以涂其缓者。"《灵枢·血络论》载："新饮而液渗于络，而未合和于血也。"第二种含义是指治法，为调和之意，指对疾病的治疗要和缓地平调，或者是指某些疾病的用药应以平和为宜，如《素问·至真要大论》记载，"气之复也，和者平之，暴者夺之""燥司于地，热反胜之，治以平寒，佐以苦甘，以酸平之，以和为制"。

此外，"和"还有不偏不倚、无太过亦无不及之意，也就是"平和"，可指天地、阴阳平和之气，如《素问·离合真邪论》载："天地温和，则经水安静。"亦可指人之性情的平静和缓，如《素问·腹中论》载："故非缓心和人，不可以服此二者。"又可指脉象之平和，如《灵枢·终始》载："邪气来也紧而疾，谷气来也徐而和。"

最后，"和"还包含其他一些意思，如"顺应"之意。《素问·上古天真论》载："上古之人，其知道者，法于阴阳，和于术数。"再如"交媾"之意。《素问·上古天真论》载："（丈夫）二八，肾气盛，天癸至，精气溢泻，阴阳和，故能有子。""和"还有"应和"之意。《素问·宝命全形论》载："随应而动，和之者若响。"亦可当作"显现"之意。《素问·解精微论》载："是以人有德也，则气和于目，有亡，忧知于色。"

一个简单的"和"字，在《黄帝内经》中出现了150多次，其含义又各不相同，这在中医学里是罕见的，也足见先贤对"和"字的看重。

《黄帝内经》全面构建了中医学的理论体系，其中"和"是重要的主线之一，此后的数千年，医家对此各有发挥。其中，被称为方书之祖的《伤寒杂病论》（包括《伤寒论》和《金匮要略》），更是将"和"的概念直接地、全面地运用于临床，作为遣方用药的宗旨。医圣仲景"勤求古训，博采众方"，撰写出这部中医学经典。《伤寒杂病论》将《黄帝内经》中的理、法、方、药融为一体，建立了极具临床价值的六经辨证体系。为中医者，必读《伤寒杂病论》，尽管这是两千年前的著作，却读之即可用，用之即见效，后世医家，无不受益。即便如我这样的按摩医生，从不用方药，也可从《伤寒杂病论》中学得为医之道、辨病之法、施术之途，中医之妙非一方一药也，乃辨证论治也。

《伤寒杂病论》中"和"字出现了80多次，具有和谐稳定、协调平衡、调和阴阳、和解病机等多重含义。和，不仅概括了人体内部的阴阳关系，对疾病的产生原理和治疗也有着重要的理论价值，指导并影响了中医的方剂观和养生观。

《伤寒杂病论》强调维持万事万物之间及人体内部特有的和谐平衡状态，这种状态是事物正常生发的基础。"若五脏元真通畅，人即安和"是《伤寒杂病论》中对理想身心状态的概括，书中多次以"和"来表述人体正常的生理状态，如"身形如和""身和，汗自出，为入腑即愈"。要维持和谐的人体内环境，使之处于"和"的状态，就必须让五脏六腑保持动态平衡，营卫气血相互协调，正气充足。所以，《伤寒杂病论》以元真通畅的和谐状态作为人体生命运动的理想状态，同时也是人体健康的标志。

与西医不同，中医学把人体看作一个整体，人体各组织器官以一个相互联属、相互影响的网状结构连接在一起，是相互制约、相互依存的关系。正常情况下，人体各个脏腑能保持协调平衡、对立统一的和谐关系。"和"不仅指人的身心和谐，更能代表人与社会、人与自然的和谐关系，从而达到天人相应的境界。道家思想强调人与自然界的"和"，儒家思想注重人与人的"和"，《伤寒杂病论》在吸收借鉴儒道两家观点的基础上，从《黄帝内经》出发，强调人体应保持"安和"的状态。由此，《伤寒杂病论》中的"和"便逐渐发展为一种健康舒适、正常稳定、自然而然的状态。《伤寒论》中有多处这种表述，如《伤寒论·平脉法》中云："卫气和，名曰缓。荣气和，名曰迟。缓迟相搏，名曰沉。寸口脉缓而迟，缓则阳气长，其色鲜，其颜光，其声商，毛发长。迟则阴气盛，骨髓生，血满，肌肉紧薄鲜硬。阴阳相抱，荣卫俱行，刚柔相得，名曰强也。"这段话描述了和缓舒迟的脉象，说明阴阳协调、刚柔相济、荣卫和谐则机体健康。

人体健康的关键是阴阳二气是否保持相对平衡，达到阴气宁静、阳气固密的状态。如果其中一方偏盛或偏衰，失去平衡，就好比四季有春天而无秋天、有冬天而无夏天。所以说，保持健康最好的方法就是使人体的阴阳二气调和、平衡。人体只有在阴气不妄动，阳气不妄耗，阴阳二气保持相对平衡的状态下，才能保持健康。《伤寒杂病论》强调，人体和谐的状态也会随着生命节律和外界环境的变化而改变，但在一定的范围内，都能保持健康状态，可见人体之"和"是一个动态平衡的过程。阴阳平衡状态一旦被打破，人体就会产生疾病，服药、食疗、针灸等，都是为了使阴阳重新恢复平衡。另外，"元真通畅"的身心观不仅要求人体内部脏腑阴阳保持协调平衡，亦要求人体与自然节律达到和谐状态，强调人必须和外部环境相适应，遵循自然法则，才能维持人体内部的平衡状态。《伤寒杂病论》对健康观的表述比《黄帝内经》更为具体和贴合实际。

《伤寒论》中对疾病有多种表述方式，其中最为常见的就是"失和"，如"以卫气不共荣气谐和故尔"（第53条）。这种"失和"就是人体的阴阳平衡被打破，表明《伤寒论》对人体的"和""不和"等不同状态已经有了系统性的认识。无论病机如何变化，病情如何复杂，"失和"都是导致疾病发生和发展的根本原因。《素问·调经论》有云："血气不和，百病乃变化而生。"亦说明阴阳气血失去平衡协调的状态会导致疾病。

在中医看来，阴阳失衡是疾病产生的主要原因，一般表现为阴阳的偏盛或偏衰。《伤寒杂病论》就是依据这种阴阳偏盛或偏衰的理论，来解释阴阳失衡所造成的病理变化的。正常情况下，阴和阳处于相对平衡的状态。如果阳的一方偏盛，会导致阴的相对不足，阳属热，故阳气亢盛的病理表现为发热；反之，阴的一方偏盛，就会导致阳气相对偏衰，阴属寒，故阴气过盛的病理表现是恶寒。阴阳可以相互转化，所以在一定条件下，阳热证与阴寒证亦可相互转化。当然，除了阴阳失调以外，中医学认为血、气、形、神的有余或不足都会致病，这些都是中医的"和"思想在《伤寒杂病论》中的体现。

在《伤寒杂病论》中，"阴阳失和"是疾病的主要病机。情志失调、饮食失宜、外感六淫、劳逸过度等都是从"阴阳失和"的角度认识病因的，这也是失和思想的具体体现。中医把人的情绪变化称为"七情"，包括喜、怒、忧、思、悲、恐、惊，七情是人在精神层面对客观事物的不同反应，正常情况下一般不会致病。只有机体受到刺激后，出现气机紊乱，脏腑、阴阳、气血失调，超过了人体自身的调节范畴，才可能导致疾病。饮食失宜包括饮食不洁、饮食偏嗜和饮食不节三个方面，其中饮食不节和饮食偏嗜是失和思想的显著体现。外感六淫，是指人体调节能力不能适应四季气候的变化，或四季气候的变化超出了人体的调节范畴，从而导致疾病。劳逸过度，包括形劳、神劳、房劳三个方面，这些亦是从不同角度指出"失和"对人体的损害，实为中医学"和"思想在《伤寒杂病论》病因学中的贯彻和体现。

中医治病，主要根据阴阳偏盛或偏衰的基本病理变化来确定治疗原则，以使阴阳重新达到平衡状态，所以《伤寒论》中明确的治疗原则和诊疗目的就是"和"，即求和、调和。如"此卫气不和也，先其时发汗则愈，宜桂枝汤"（第54条）"令胃气和则愈"（第71条）"下之则和，宜大陷胸丸"（第131条）等。《伤寒论》中的治疗原则可概括为通过寒热同用、升降共进、攻补兼施、敛散并投等治法，达到阴阳平衡、上下有度、出入有序的目的。治疗方法虽各有不同，但都旨在使人体阴阳、脏腑、气血平衡协调，达到安和的状态。

自《伤寒杂病论》始，中医学确立了一类以"和"为纲的治法，这也是将《黄帝内经》中"和"的思想在处方用药方面的具体化，是中医在"治法"方面的一次提升。"和法"重在"调和""和解"，其不同于温、补之法的专主扶正，亦不同于汗、吐、下、清、消之法的专主攻邪。

但也正因"和"的思想在中医学上的重要地位和作用，加之《伤寒论》中小柴胡汤等"和解"之方的广泛运用，后世医家对"和法"产生了许多不同理解。一部分医家认为，"和法"就是"温、清、补、消、汗、吐、下、和"八法中的一法，专指和解少阳、调和营卫，是治疗半表半里证的一种方法。另一部分医家认为，"和法"首先是中医学认识人体和疾病的一种思维方式，是中医治疗学的总原则。其实，其分歧只是在于从治疗原则出发还是从具体治法出发而已，也就是对"和"进行广义的分析还是狭义的分析。

《伤寒杂病论》中"和"的概念是广义与狭义兼而有之的。从广义上说，"和法"是"调和""和解"之意，是平衡阴阳，调其盛衰，以祛邪御病为目的的一种治疗法则。故广义之"和法"是指治疗法则，包括治则与治法。正如《张氏医通》所言："和方之制，和其不和者也。凡病兼虚者，补而和之。兼滞者，行而和之。兼寒者，温而和之。兼热者，凉而和之，和之为义广矣。亦犹土兼四气。其于补泻温凉之用，无所不及。务在调平元气，不失中和之为贵也。"从狭义上讲，专指治法，即"八法"之一的"和法"，如和解少阳、调和营卫、调和脾胃之法。《伤寒杂病论》中狭义之"和法"大致可治疗两类疾病，一是当致病邪气较轻、正虚之证不明显时，通常会用"和法"轻去病邪。正如《伤寒论》中多次提到的"小和之""微和之"等内容。二是病证主要由脏腑功能失和所致，取"和法"以振奋脏腑功能，祛除邪气，且用药和缓，能标本兼顾，如《金匮要略》中治疗痰饮病的方法："病痰饮者，当以温药和之。""温""和"都是以调和为原则，"温"具有开发腠理、振奋阳气、温化痰饮之意。"和"指"温"之不可太过，此为标本兼治之法。

疾病的证候在病程中是不断变化的，寒热、虚实、表里的证候相互交织，故清热、散寒、攻邪、补虚、发表、温里等治法都不能单独使用，单独使用会有明显偏向性，会导致新的"不和"。故《伤寒杂病论》中除病情需要且必须使用较为单一的补虚、攻邪方剂之外，一般都注重综合调治，且多为寒热同用、补泻兼施、表里双解、阴阳并调，主要目的是防止用药偏颇。这就要求将性质和作用不同，但有相反相成之功效的药物恰当组合，融为一体，整体兼顾，各方并治，避免此盛彼衰，以祛除证候错综复杂的疾病，如小柴胡汤、乌梅丸、半夏泻心汤等。

　　总之,《伤寒杂病论》完整体现了中医学的"和"思想, 其中自和、安和、调和等概念虽源于《黄帝内经》, 但却更加实用、具体, 并体现在临床的诊、治、防、养等方面, 这也使得"和"成为中医学中最具个性的诊疗思维。

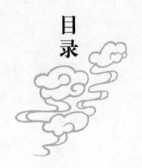

目录

第1章 "苦里急"，太阳蓄水

太阳病，小便利者，以饮水多，必心下悸；小便少者，必苦里急也。（第127条）

——《伤寒论》

从六经角度认识人体，分析体质状态，辨别病证性质，进而对证施治，这是《伤寒论》六经辨证体系下的基本治疗模式。但是，读《伤寒论》，临病证，可不像有些汉方派那样，以症状对处方，有是症，便用是方，那是机械的，是失去思辨的简单化治疗。而中医学的特色在于抓住疾病的机理，在症状、体征中抓根本、抓关键，提炼、解析出核心部分，再加以治疗。所以，中医才有"头痛治脚，脚痛治头"的现象。《素问·至真要大论》总结出"病机十九条"，认为应当"谨守病机，各司其属，有者求之，无者求之，盛者责之，虚者责之"，就是这个道理。

在《伤寒论》太阳病证中，太阳腑证是由于表邪侵袭太阳经脉，循经入里，损及太阳经所联系的六腑之膀胱，影响膀胱的气化功能而出现了以口渴、小便不利为典型症状的病证。膀胱者，州都之官，具有蓄存水液、排出小便的功能。《伤寒论》的六经辨证，不同于后世的脏腑辨证，也不同于经络辨证，而是以三阴、三阳、六经的全新分类组合方式来认识人体的。所以，就太阳脉病证而言，其病机涉及形体的皮毛腠理，脏腑的肺、膀胱、三焦，以及经络系统的足太阳膀胱经等。就我个人来看，六经思维是最具中医学特色的人体观察思维，体现了中医的特征：以机体功能为根本，以机体的整体状态为研究重点，而不注重单一结构的形、态、质的解剖与分析。

太阳病包括经证与腑证，经证属于我们现在常说的外感病，如外感风、寒、暑、湿等邪气，《伤寒论》虽名曰"伤寒"，却并非只研究外感风寒，其内容包括多种外感和内伤杂病。腑证则包括以太阳蓄水和太阳蓄血为代表的证候。太阳蓄水证，顾名思义就是膀胱功能失常，气化不利，水液不能正常升腾并运转周身，从而积蓄于体内，即膀胱这个州都之官不能很好地"出水道"了，于是出现小便不利。小便不利，不是饮水不足或大汗后小便绝对量的减少，而是在膀胱气化失司下，小便的生成与排泄产生障碍。《伤寒论》第 127 条中的"苦里急"就是描述这种小便不利的病症。这种"小便不利"不但表现为小便量少，而且患者会有明显的小腹拘急、憋胀不适的感觉。另外，因为津液代谢失常，失于输布，患者反而会有口渴的感觉，这也不是水的绝对量不足造成的"大渴"，而是津液输布失司造成的口干。如果津液代谢异常，水饮内停于中焦，即胃中水停，就会出现所谓的"水痞"，临床症见心下胃脘部胀满，有振水音，可触及心下的痞结。其特征就是虽口渴却不能多饮，多饮则进一步加重胃中水停及痞塞水溢感。这种"水痞"在素体脾胃虚弱、体内有水湿的患者身上更易出现。

所以，小便不利、口渴、苦里急，是太阳蓄水证的主要症状。其形成原因不外乎内外两个方面：从外因而言，外感风寒之邪，卫表不固，不能抗邪，邪气循经入里，必先犯太阳之腑，膀胱为邪所制，气化不利；从内因而言，若患者本就太阳经气不强，膀胱气化功能不足，那么，外感邪气后遇环境或气候突变，自我调节不及，加之饮水过多，水不能化，亦可造成太阳蓄水。

我曾经遇到过这样一个患者。李某，女性，62 岁。她本是北方人，到南方出差，正值十二月，天气变冷。回京当天上午，她先逛了一下当地的小商品市场，走了近两万步，回到宾馆，洗了个澡。用她的说法，南方太冷了！尽管把空调温度调到很高，她仍感觉很冷，洗澡后 5 分钟左右，她就开始发冷、头痛、流鼻涕。她感觉自己要感冒了，可是下午就要赶飞机回家，于是，她喝了很多热水以期缓解一下症状。她连喝了几杯水后，感觉似乎好了一些，然后赶到机场。在飞机上，她又开始发冷，并出现发热的症状。下了飞机后，还没走出机场，她就觉得两腿沉重得无法抬起，头晕心慌，就蹲坐在了地上。机场工作人员把她送到医务室，给她吃了一片退热药，具体药名她也不知道，应该是解热镇痛药之类的。回到家里，她又吃了感冒药，第二天热就退了。虽然不发热了，患者仍觉不舒服，尤其是双腿迈不开步，感觉双腿肿了，胀胀酸酸的，也吃不下饭。患者女儿带她到几家医院检查，均无大问题。她自己有高血压和糖尿病等基础病，正常服药，也无异常。因为她总说腿痛、走不动路，一家医院还给她做了膝部核磁检查，发现她双膝有增生和软骨损伤，建议她手术治疗。患者自知最近这个病不是膝关节的问题，所以拒绝做膝部手术。

等她来我这里治疗的时候，已经是 10 天后了。她叙述完病情，我也有些摸不着头脑。如果说是感冒，及时用药退热，休息几天就应该恢复了。可她现在的症状是走路慢、精神萎靡，又像是病情很重的样子。仔细检查她的双腿，没有发现明显的水肿，膝关节虽有压痛和摩擦音，却也没到重度。到了这个年纪，膝关节出现这些症状算是常态。她女儿说，她这 10 天都没怎么吃饭，都瘦了。最初我想，也许是伤阳太过，脾胃受损而致的脾虚，加之她的脉象沉而较软，我准备先健脾化湿，提高她的食欲，加强中焦运转功能。这时，患者的一句话突然点醒了我。她说，她不但觉得双腿像肿了似的，连小肚子都觉得肿了，胀胀的。我触诊她的小腹，立即感觉到她的小腹满胀，而且在关元穴与中极穴之间，明显有一段类似肌肉紧张时肌纤维出现的支撑感，但反复按循几次后，这个支撑感又没了。我问她，这么胀，是憋着小便吗？她说，没有呀。我又问，这些天小便多吗？她回忆了一下说，不多，晚上会起夜一次，白天小便很少。我又问她，喝水多吗？她说，还好吧，每天都喝七八杯水，多年的习惯了，但喝得太多也觉得肚子胀。这时，我的脑子里一下闪现出了这句话：太阳蓄水，口渴而小便不利，苦里急。

在这里，要再谈一下"苦里急"。这是一个典型的腹诊体征，患者小腹触之先是有膨胀的感觉，腹肌和皮肤、皮下组织是向外撑起的，按之有一定的抵抗感，这种抵抗感是全小腹性的，我们能够感觉到按压时力量随着小腹表面向周边传导。而正常情况下，小腹是相对濡软的，不会有过多的弹性。同时要注意，在触到相对均匀的全小腹满胀感时，我们还可以触及一段腹肌的拘急感，就像肌纤维要成结但还未成结的状态，一般小腹略偏左侧表现得更为明显。这就是腹诊中的急证，因为尚未成结，又在肌层，所以在刚开始腹诊时感觉更明显，随着多次循按，这种拘急感就会消失。当然，从患者自身感觉而言，"苦里急"也是一个症状，苦就是难受、不舒畅、为之困扰的感觉，里急就是从内而外的紧缩、拘紧、憋闷的感觉。所以我的这位患者才会说，连小腹都"肿"了。这个腹部体征并非只有这样典型的太阳蓄水证才会有，其他与膀胱相关的多种疾病、与盆腔、尿路相关的疾病或与男性前列腺相关的疾病也会出现。

诊病就像破案，从病史到症状再到脉象、腹征，我们用一个"太阳蓄水"，就完美地将一条"证据链"连接起了来。外感、饮水过多、劳累、服用过解热镇痛类药物，再加上典型的口渴、小便不利，就造成了"苦里急"，这就是六经论治的思维模式。抓住了这个病理机制，自然就能找到治疗方法：振奋太阳、推动膀胱气化、清利水饮。不过，按摩手法不同于用药，当以"和"为宗旨，经、穴、形体合而用之。

太阳蓄水证出现膀胱不利，当先行小便，中极穴配委中穴最是有效。中极是膀胱经的募穴，委中是膀胱经的下合穴，这两个穴位又极适于按摩手法操作，中极穴配委中穴是脏腑按摩临床中用以利膀胱、通小便的要法。为使患者保持放松状态，一般仰卧取穴，委中穴取屈膝位，以中指勾点拨理，须有较强的酸胀感，宜双侧操作。再取中极穴，其部位敏感，切不可突施重力。手法上，先以中指自脐下沿正中线下推至耻骨联合上缘空处，再立掌下点或振颤。中极、委中二穴是治疗重点，可反复操作 2 ~ 3

遍。该患者中焦亦有水饮内停，故以揉腹及按摩阑门穴、天枢穴配合操作，以通中焦水痞。

再者，太阳经气仍有郁闭，故患者周身不适，需振奋太阳，我们常用手法是按揉足太阳经在背部、腰部的两条侧线，点按风池穴、风门穴，拿揉小腿跟腱并点按昆仑穴。这里，风池穴虽非足太阳本经穴，却是足太阳经循行结聚之处，有振奋卫阳的作用，临床按摩应用极广。风门者，为内外阳气之通道，故为必取穴。至于点按脚踝后侧昆仑穴之手法，为下引上连之意。

用这几个手法治疗 5 次后，患者诸症状明显减轻。因为患者在外地，治疗都是乘坐高铁来去，不甚方便，故 1 周治疗两次。8 次治疗后，患者已觉无大碍，又值春运高峰，便停止了治疗，后随访无异常。如今她坚持工作并帮助女儿带孩子，精力充沛。

第2章　少腹急结，下焦蓄血

太阳病不解，热结膀胱，其人如狂，血自下，下者愈，其外不解者，尚未可攻，当先解其外；外解已，但少腹急结者，乃可攻之，宜桃核承气汤。（第106条）

——《伤寒论》

太阳蓄水证，是太阳病腑证的气分证，即病邪入里，膀胱气化不利。若阳热不解，热结于膀胱，邪热与下焦之血相搏结，即入于血分，影响膀胱及下焦血的运行，就会出现另外一个证候，太阳蓄血证。我们说，太阳蓄水，腹征和腹症主要是"苦里急"，而太阳蓄血，腹征就有所加重，多表现为少腹急结或少腹硬满。

《伤寒论》记载："太阳病不解，热结膀胱，其人如狂，血自下，下者愈，其外不解者，尚未可攻，当先解其外；外解已，但少腹急结者，乃可攻之，宜桃核承气汤。"（第106条）这就是太阳蓄血证，阳热与膀胱血分相结于下焦，其主症就是少腹急结，其人如狂。血为有形之体，与热相结，有形之瘀已成，结于下焦，故重则少腹急结，轻则少腹硬满。下焦有热，邪热与下焦血相搏结，其势更盛，其性涩滞而更不易散。热性炎上，下焦邪热必上炎扰心，足太阳膀胱经之经别又入络于心，故出现其人如狂的症状，甚至会狂乱神失。与太阳蓄水证相区别之处还有"小便利者，下血乃愈"。太阳蓄水的症状为口渴而小便不利，并出现"苦里急"。太阳蓄血之"小便利"说明膀胱气化功能尚可，不是太阳蓄水，并且下血可愈。《伤寒论》中记载，"自衄者，愈"（第 47 条），衄血可驱邪外出，有很好的清热作用。自衄不仅仅指鼻衄，还包括便血、尿血、痔血以及现今常见的点刺放血等。下焦蓄血，热入膀胱血分的太阳蓄血证，若正值女性月经来潮，或患者有痔血，血自下，下乃愈，不失为一种自然疗法。

　　中医注重的是整体，并不十分关注某一具体脏器的结构和组成。太阳蓄血证是指太阳表邪循足太阳经入里化热，入于膀胱，热与膀胱之阴血相结。膀胱位居下焦，输尿管、子宫、前列腺以及其他泌尿、生殖器官皆属下焦。因此，膀胱蓄血证，许多医家也称之为下焦蓄血证。

　　蓄血的成因，亦不外内外因素。外因如前所说，为太阳病不解，表邪循经入里；内因为表邪入里后，或与气相合，或与血相结，这与患者体质状态、是否有其他疾病或宿疾相关，如患者下焦阴血本瘀，或有瘀热在里，表邪引动，易于成结。《伤寒论》所论，并非全是外感，而是以外感为导引，阐明周身内外之病证。就太阳蓄血而言，并非全是外邪入里化热所致，体内素有阳热，或过食辛辣，或情志郁怒，或起居失节，或环境突变，均有可能导致血热互结之证。临床以月经病最为多见，也最为典型。女性行经期，体内阳气涌动，推动积蓄已满的经血外泄。此时若情志、起居诸因导致阳热郁滞不行或血瘀不畅，则常会使血热互结。

　　太阳蓄血最突出的腹部体征就是少腹急结，即有形之血瘀已成。但若热重瘀轻，亦可表现为少腹硬满，如"太阳病六七日，表证仍在，脉微而沉，反不结胸，其人发狂者，以热在下焦，少腹当硬满，小便自利者，下血乃愈。所以然者，以太阳随经，瘀热在里故也，抵当汤主之"（第 124 条）。上文所言之病证，与前文桃核承气汤治疗的病证相比，只是热与瘀的程度轻重不同，病机是一样的。

　　少腹急结，是一个病情较为急重的腹征。触诊时，我们可以在小腹中央或偏侧腹处明显地摸到一个凝聚成形的硬结，这个硬结拘急痉挛，并以硬结为中心，带动周围肌肉、软组织张力升高，导致小腹部腹壁紧张。结块大小不一，一般如葡萄或鸡蛋大小，质地较硬。我们在触诊时可以感受到结块周围腹部皮肤的硬度和组织紧张度的逐渐变化，手感上有点儿类似桃、杏，中心处硬度最高，周边硬度和张力渐次下降。因为是急结状态，结块根盘紧实，不易推动，且有明显的压痛。同时，急结也是一个自觉症状，患者会在小腹部感受到明显甚至是剧烈的疼痛和拘挛牵引感，痛引腰骶及腹股沟区。有些患者还会因拘急疼痛而弯腰缩腹或有便意。少腹急结一般是急性突发症状，疼痛与拘挛牵引感集中在小腹区，上腹部常不会累及，疼痛剧烈时会引起整个腹肌的紧张。这与太阳蓄水的"苦里急"有明显区别。"苦里急"是一种拘急感，但疼痛不甚，触诊时以小腹部胀满、部分肌纤维张力升高为主，但经过按压或其他手法治疗后，肌紧张感可迅速消失。相比之下，太阳蓄血热重瘀轻，表现为少腹硬满而无成形的结块，触诊时可感受到整个小腹部胀满和肌紧张，如按在鼓之蒙皮上，坚硬而不可入里，抵抗感强。虽经反复触诊循按，硬度仍不减。硬满与胀满最大的区别在于皮下肌肉紧张程度的不同，胀满仅仅如气球般支撑膨胀，按之有抵抗感和弹性，但力可入里，而硬满则状如蒙皮，力不可入里。胀满多不痛，而硬满多有痛或压痛感。

少腹急结或硬满在脏腑按摩临床上以妇科疾病最为典型。急结者，多原有瘀血阻滞，或癥瘕已成，素胞宫内有肌瘤，当热瘀相搏，聚而外显。硬满者，多见于胞宫瘀滞，血行不畅，或内热所引，或经血欲行不得行，疼痛而成。尤其是当有宫外孕等急腹症时，小腹部的硬满十分明显，甚至腹肌紧绷、状如石板，且有反跳痛，临床须加以区分。另外，由膀胱结石、尿路结石或尿路感染所致的急性炎症亦可出现少腹急结或硬满。

现代女性，子宫肌瘤发病率极高，但肌瘤在正常情况下是难以触及的，只有当肌瘤长在接近子宫颈的部位时，我们才可以在小腹部触及包块。这样的包块大多比较深，质地韧而有根，由于深触方及，故虽有轮廓却边界不清，只有极瘦之人或经期发为急结疼痛时才会外显，便可清晰地触及其边界和大小。

我有一位同事，患有子宫腺肌症，这种疾病是子宫内膜异位症的一个特殊类型，异位出现于子宫的肌层，并且她子宫内有一个较大的肌瘤，常引发剧烈的经行腹痛。平时腹部触诊，在耻骨上缘偏左侧深处，可以触及一个鸡蛋大小的韧质包块，其根如在腰骶，小腹触之濡软。但若正值经期，即使无剧烈疼痛，此包块亦会外显，凸至腹腔中层。一日，她刚上班，就被同科的几位同事扶了过来，口中呼痛，弯腰缩腹。见此情形，我估计她的子宫腺肌症加重了。此时触诊，她的小腹偏左侧有一核桃大小的硬块，质如石，几乎从皮下凸出，十分表浅，周围肌肉紧张，按之疼痛。问其原因，她自述已闭经 4 个月，前两日饮食寒凉，加之因孩子考学，睡眠不佳，心情急躁郁闷，不期此时月经来潮，经行不畅，疼痛剧烈。这就是典型的少腹急结、下焦蓄血。虽然病位不在膀胱，却以下焦血热之结为机，病位在胞宫，亦是少腹急结之蓄血证。该同事虽未有如狂之态，但疼痛所致，口中呼痛，语音高亢，反复诉说，已有扰心之势了。

如此典型的少腹急结之蓄血证，临床并不常见，但少腹硬满而痛的情况却时有发生，如盆腔炎、膀胱或尿路感染、尿路结石发作或经行腹痛剧烈者。曾有一位患者给我留下了极深的印象。那是一位 31 岁的女性，因生活问题郁怒过度，连续 10 个月未有月经。该患者做了相关妇科检查，子宫、卵巢均无异常，激素水平也无明显问题。由于患者不愿接受激素治疗，故来就诊中医。

来诊时，这位患者的小腹部柔软而有弹性，无包块和其他明显异常的症状，患者脉象弦数而有力，体质还是不错的。我当时感觉她性格开朗，只是略有急躁，可能与肝阳上亢有关。但在诊治过程中发现该患者情绪高亢，我却未向"其人如狂"的方面考虑。当时我的手法以通经行血为主，因为她已 10 个月未行经，瘀滞必重，急则治标，首先应当行气活血、通利胞宫。第 8 次治疗后，当晚患者联系我，自诉小腹痛甚，痛得直不起腰，还有大小便之意，可是去厕所也便不出。当我询问具体痛点时，患者自诉小腹很硬，我怕她有急腹症、宫外孕或卵巢破裂等情况，赶紧让她自己按压腹部再快速松手，看是否有反跳痛，她试了试，说没有。于是我怀疑她可能是膀胱结石嵌顿或阑尾炎，隔着电话也无法诊断，就建议她到医院就诊，别耽误病情。这一夜，我也没睡好。第二天，她又来了，走路轻快，声音喜悦，告诉我，早晨她来月经了，量多，有血块，但身体挺轻松的。经询问得知，患者后来由于腹痛减轻，当晚未到医院就诊，然后隔天早晨就来月经了。这是一个典型的下焦蓄血病例，10个月未行经，瘀血早成，我们运用手法鼓动气血，调动阳气，阳与瘀搏，不通则痛，在经血欲泄未泄之时，瘀热互结，少腹硬满，疼痛亦剧，及经血外出，下血乃愈矣！想到患者之前的就诊状态，可知此患者的临床表现正是"其人如狂""少腹硬满"。

这位患者后来又治疗了2个月经周期，经水适时而至后，就停止治疗了。具体治法上，月经未来时，以行气活血为主，和中寓通，先治标，求经血得行。所用手法包括按揉小腹，点按、振颤关元穴，拨理五枢穴、维道穴，点腰阳关穴，腰部后伸法，点胞肓穴、秩边穴。最重要的是拇指连续按压阴陵泉穴至三阴交穴一线，这个手法是按摩特有的线性操作，对运行经脉有独特的效果。由于闭经日久，且是远端间接治疗，我操作的时间较长，力度也较大。实践证明，这些手法是十分有效的。及至患者月经来潮，治疗上便应以养血通经、和运下焦为主了。手法上除了基本的按揉、振颤外，加用了两侧少腹的按动手法，及对厥阴经所行部位的治疗，如盆缘按揉法、侧腹振颤法，在腰骶这一肝肾二经所聚处，多用擦法和叩击法。另外，在上腹及胁肋部做辅助治疗，使中焦、下焦通利，并利肝胆、健脾胃。该患者病始于郁怒，且多有内热，性情急躁，清阳明、利肝胆之法是必需的，这是治本的方法。在疗程上，我们还是遵循"经期不做局部手法"的原则，除非出现急痛的症状。

让我们回到前文，我那位同事患有子宫腺肌症，少腹急结，正值经期，又该如何治疗呢？正常情况下，行经期间，胞宫内气血涌动，不可在小腹及腰骶施以点、按、压、揉的刺激手法，应以养为主。但如出现类似这样的急重症，当先治标止痛。急结拘挛，收引作痛，先须解痉。首先应取穴缓其痛势，多选用劳宫、阴陵泉，此二穴成对使用，是痛经发作时的临时止痛要穴。点按阴陵泉穴时，可适当屈伸患者的膝关节，形成动静结合的交替手法，劳宫穴除施以点按手法外，亦可旋推分理，对止痛来说，多样多向的穴位刺激要比单纯的点按更有效，患者也更舒适。待患者疼痛稍减，或气血略为平复后，以结块为中心，从腹部拘急的肌纤维的外缘开始，施以轻柔的点揉法和振颤法。也就是从急结区外缘触之较为松软的部位开始，逐步向结块的边界施以揉、颤之法，如同"农村包围城市"，逐渐松解挛缩的腹肌和深层组织。随着其挛缩的松解，疼痛会有所减轻。当感觉结块的边界也有所放松后，可以以结块边缘为出发点，向结块的根盘处施以振颤手法，一般用指振法，逐渐深入，不可用力过猛。而对结块本身，我个人是不提倡直接按压揉动的。多数情况下，急性期的少腹急结这样治疗就可以了。在行经期，如患者无剧痛也可让其休息，或以循经远端取穴治疗，局部少刺激为佳。待经毕，就可按上述治本诸手法辨患者体质而治疗。我的这位同事素有胃热且痰湿内蕴，所以治疗上以调中焦脾胃为主，脐周大腹之太阴所在区域及心下阳明是重点，辅以和肝胆，助疏泄。对结聚已成的患者，如子宫肌瘤可触及者，也不应直接给予强刺激，仍以对周边进行点、颤手法治疗为主，力向根盘即可。

太阳蓄血的证候为我们指明了病位、病性，成为选穴用法的基础，最重要的是，手法治疗可直接针对腹征所在之处进行操作，更为直接有效，虽是行外达内，却大大缩短了治疗"距离"，颇能体现按摩特色。

另外，就腹诊而言，脐下中央为小腹，小腹两侧为少腹。急结与硬满之症在触诊时，尤其急痛时，急结性结块虽于小腹凸显，但必偏于一侧，我个人所见，以偏于左侧为多，当亦有偏于右侧者。而硬满者，则全小腹皆硬，最显著者，在盆缘骨肉相连之处可见。由此可见，仲景先师所言"少腹急结""少腹硬满"是来源于临床实践的积累，病位表述精准。

第3章 胸胁下满如结胸，热入血室

妇人中风，发热恶寒，经水适来，得之七八日，热除而脉迟身凉。胸胁下满，如结胸状，谵语者，此为热入血室也，当刺期门，随其实而取之。（第143条）

——《伤寒论》

在医疗领域，古人似乎更注重研究女性，关于妇科的医籍论著颇多，而专言男科者极少见。究其原因，我想主要是妇科有其经、带、胎、产的特殊规律，更为医家所重视，且医家亦可从规律与变化中寻找生命的指向与度量，更值得研究与思考。《伤寒论》中也有关于妇科的论述，除前面所说的太阳蓄血证可以有下焦胞宫病变和月经失调的表现外，第143、144、145条还专门讨论了"热入血室"这一妇人专病，为后世妇科的治疗提供了指导。如"妇人中风，发热恶寒，经水适来，得之七八日，热除而脉迟身凉。胸胁下满，如结胸状，谵语者，此为热入血室也，当刺期门，随其实而取之"（第143条）"妇人中风，七八日续得寒热，发作有时，经水适断者，此为热入血室，其血必结，故使如疟状，发作有时，小柴胡汤主之"（第144条）"妇人伤寒，发热，经水适来，昼日明了，暮则谵语，如见鬼状者，此为热入血室，无犯胃气，及上二焦，必自愈"（第145条）。

血室是一个妇科概念，我们可以将其理解为胞宫。女子为阴，以血为本，而产生月经、孕育胎儿的胞宫，就被称为血室。当然，血室在现代医学领域也不仅仅指子宫这一器官，它还包含与子宫相关的附属组织和相连接的经脉、筋膜等。所以，在中医学上，我们要时刻注意，对于形体器官的概念应当是功能性的，是多个具体人体结构共同功能的集合，切不可单元化思考。比如前面我们提到的太阳蓄血证的少腹急结，西医诊断就是子宫腺肌症，病位亦在胞宫，但从中医角度分析，这就是一个热瘀互结的蓄血证，且结在下焦，故而属太阳蓄血。

那么热入血室是一个什么样的情况呢？同样是有外感，邪气入里化热，入于血室，此症状却表现为"胸胁下满，如结胸状""谵语"甚至"如见鬼状"，这里的关键就在于经水适来或经水适断。血室，或者叫胞宫，是孕育胎儿的场所，也是产生月经的地方，女性的气血在这里有规律地蓄、泄。在蓄的过程中，血室是充盈满实的，而一旦经水外泄，气血外出，血室必然空虚而开始再一次的积蓄过程。经水适来或经水适断之时，正是胞宫空虚、气血外泄的时候，邪气此时可乘虚而入。血室空虚之时，若有外感，外感之邪极易入里化热，与血室内尚虚的气血相搏结。另外，《伤寒论》虽是以外感为引子阐述各类疾病的机理和治法，但此处所说的邪气也不仅限于外感，若体内原有内热或痰湿，亦可在经水外出的过程中寻隙而袭，入于血室。所以，对女性而言，经期是脆弱期，是易于感邪和伤内的，必须做好经期调养。

经期血室之内气血较弱，且不似蓄血证那样内有瘀血甚至积聚成结，所以热入血室时，基本的病理机制是热与血结，且在血室空虚、防御无权的这个特殊时段，结于血室的邪气不但会影响当期的月经，还会不安分地停留于此，循相关经脉袭扰其他部位，进而出现多样化的症状。

我们知道，月经的"适时而来、适时而断"与肝胆最为相关，肝主疏泄、胆主决断，肝藏血，胆调枢，只有在二者的正常推动下，月经才能正常来潮或停止。而在经期，肝胆二经由于其对排经的催动作用，也会对自身有所耗损，故热入血室，血热相结后，最先侵犯的正是足厥阴肝经与足少阳胆经。足厥阴肝经布于胸胁，足少阳胆经布于胁下，一表一里，合于胸之下、胁之内。"热入血室"由于经血尚可通畅地外泄，没有表现为类似少腹急结的下焦症状，却表现为胸胁部的上、中焦症状。"热入血室"突出的腹诊特征就是胸胁下满如结胸。

结胸也是腹诊中的一个重要症状和体征。结胸有大结胸和小结胸之分。大结胸是太阳病，邪热入里，水热互结于胸胁、心下、脘腹，并出现剧烈的疼痛，痛不可近，心下硬，甚至出现"坚如石"的急症。小结胸症状相对缓和，是寒热夹杂，结于心下，痛势不剧烈，压痛明显，有痞满却不会有坚硬和拒按的情况。这个腹征我们在后面还会细细地分析。从"胸胁下满，状如结胸"我们可以看出，这个症状，一是病位较深，在胸胁之内，近于心下，即胃脘处；二是没有提及疼痛，虽如结胸，应是如小结胸那样，按之不痛，重点是痞满，也就是从胸胁向内、向下有满闷、阻滞感，同时，也会有一定程度的疼痛或压痛。

胸胁下满，触诊时主要体现为"下满"，即心下部位的满胀和膨隆，在剑突下至中脘，并向两侧延及肋下，我们可以触及腹壁处有向上的隆起并伴随皮下软组织张力轻度升高，或者说是紧绷状态下弹性较高的感觉。这种胀满的手感在心下，即上脘穴、鸠尾穴等处，阻抗感会随着按压深度增加而增强，且压痛也多发生于这个区域。可以说这个"下满"的位置，无论是体征上还是症状上，都更接近于胸胁之间、躯干中轴的那个较深的位置。这与少阳证之"胸胁苦满"更接近两胁且相对表浅有所区别。但其容易与心下痞满的小结胸或心下痞相混淆，所以又专门加上一句"无犯胃气，及上二焦，必自愈"。可见仲景先师辨证之细致，腹诊察体之精准。之所以出现"谵语""如见鬼状"的特殊症状，是因为肝藏魂，邪扰厥阴，魂失其安。我刚学习中医时，学到足阳明主病，总觉得谵语的患者必会神魂颠倒，胡说八道，甚至叫骂呼号。随着临床经验增多，逐渐明白，其实我们见到的大多数谵语的患者，症状相对较轻，一般神志还是清楚的，可以正常交流，只是表现为语言杂乱，表达反复不清，对别人的应答和话语不能集中注意力聆听或正确理解，就像人们常说的絮絮叨叨、自言自语、语多反复一样。这与太阳蓄血证之瘀热内结，上犯心神所表现出的"其人如狂"是有所区别的。如果热入血室，以血热互结，上犯少阳为主，那么患者就会表现为寒热往来、如疟状的少阳症状。由于邪在少阳，治疗上也可以按少阳病来治疗，用药的话，小柴胡汤即可。而我们用按摩手法，就可以循少阳经脉走行之处，以和枢开达之法进行治疗。这里虽是少阳证，但病为热入血室，在往来寒热的基础上，我想还是会有月经不调等血室相关症状的，只是文中略去没提。有者求之，无者求之，也不知我的这个想法是否有道理，但临床却是可见的。

小吴就是这样一位患者，30 岁，来诊时自诉近 3~4 个月每次月经周期都很短，两周或三周就来潮一次，是比较有规律的。曾到综合医院妇科检查，被诊断为经间期出血，无其他器质性问题。她不愿意接受激素的周期治疗，恰好得知她的表姐在我这里调理月经后成功受孕，故来就诊。

刚见她，我的第一印象就是这位患者很瘦。该患者脉象沉细，腕部皮肤略涩。等我触诊她的腹部时，感觉本应平软甚至下陷的腹部，却很胀满，尤其上腹部，几乎凸出肋平面，形成了一个小丘。若是一个肥胖的患者，这也正常，可她很瘦，腹部皮下脂肪很薄，却高出这么一块，应该是"满"的一种表现。按压上腹部，她也会有胀气上顶的感觉，问她饮食如何，她说没食欲，吃得不多，主要是觉得胀，压痛不明显。小腹及少腹部均很濡软，甚至感觉有些轻薄，盆腔各骨性标志都很清晰，也无压痛、无结块。问其发病的可能诱因，患者自诉工作繁忙，经常加班，有时很晚才回家，睡觉没规律。

我想，这并不是一位很强壮的女孩，很有可能在经期，也就是经水适来或经水适断之时加班工作，夜间受凉，邪气入里化热，扰动血室，热扰则血易动，动血则反复出血。出血如此有规律，与足厥阴肝经的疏泄作用和足少阳胆经的枢机作用关系最为密切。这样的邪热与血相结，扰乱肝、胆二经，造成了疏泄与收敛作用的失调，在经间期这个特殊时段，收摄无权，阴阳、气血互用机制紊乱而发为该病。我们知道，经间期正是阴阳转换、气血由衰转盛之时，也是女性预备受孕的关键时段，少阳枢机在此刻运转变化、调和阴阳，加之肝血收藏，结合脾统血，心主神明，共同形成

"真机"之势，受孕可成。这时若枢机不利，疏泄失权，多会有经间期出血的症状，是阴阳互用失于圆活所致。小吴之病应该就是这个原因。当然，这是一位很文静的姑娘，没有谵语的症状，话不多。只是有一次我们聊起开车，她说，不知为什么，最近胆子很小，来看病时，只有周末路上车少时才敢自己开，还得是白天，也不知道这与她的病有没有关系。这算是肝魂失养或受扰吗？我想，这与谵语、如见鬼状还是很不一样的，真说不太清呢。

明确了患者属于"热入血室"后，对她的治疗以足厥阴肝经、足少阳胆经为主，前期主要是治疗她"胸胁下满"的腹征，即心下和胁肋的深面，手法主要是对鸠尾穴、巨阙穴、上脘穴施行推颤法和对中脘穴或阑门穴施行点颤法，然后对肋弓下缘施行理法和点颤法。对期门穴的按摩也必不可少，但点按手法不易吸定，且患者多有不适，我采用了局部皮肉、皮下组织的捏捻法，即将期门区皮肤和皮下脂肪用拇指与食中指相对捏起，再上、下、左、右捻动，刺激量也是不小的。在这些手法的基础上，配合一些脐下小腹和少腹部的按、揉、振颤、提拿法及腰骶部的搓、擦、按、揉法，经过3个月经周期的治疗，得以治愈。在治疗过程中我遵循着治疗月经病的特殊原则——经期休息。在最初的2～3次治疗后，小吴就来月经了，待经行过后，再行上述手法，2周后又来月经，但这两次月经之后，第三次月经再来就间隔了4周，且月经周期越来越规律，直至停止治疗。但我当时忘记询问患者治疗后是否不再胆怯。

这又让我想起了另外一位患者小田，与小吴相反，她是一位活泼外向的女孩，喜爱运动，身体素质不错，肌肉结实。她是连续两次人工受孕均失败后，来找我调理的。

初次门诊，我对她的印象就很深，小田声音高亢，性格急躁。经问诊得知，小田夫妻2人急于要孩子，自然受孕4～5年没有成功，于是做试管婴儿2次，可是都失败了。医生建议小田休养一段时间，调理一下身体。她遂服用了一段时间中药。当时医生诊断她为典型的肝郁气滞，兼有内热之证。在问诊过程中我发现小田爱生气。小田的腹部触诊时没有满硬感，而是比较松软的感觉且很有弹性。我触上去时发现其腹部皮肤表面略有濡湿的汗渍感，而且触诊时间稍长些，我就发现，在她的上腹部，尤其中脘上下，有明显的"身热不扬"的感觉。我刚触摸时，皮表温度并不高，甚至还有些凉，正常人腹部皮温也是略低的，但只要在中脘上下多停留十几秒钟，我的手指就可以感觉到局部皮温在迅速升高，而且这样的热感是积聚不散的，甚至有些烘热浸手的感觉。这是典型的虚热或湿热内盛的体征。《中医诊断学》中描述，阴虚外感时，我们在背部肺俞穴处可以明显触到这种体征。其实在腹部这样的体征同样存在。所以给小田开中药的医生的诊断是正确的，她的病机确是内热偏盛，而且还有湿阻。我问她爱出汗吗，她说头部和脖子处汗多，运动时也爱出汗。她的脉象是弦大有力的，不像女孩子的脉。通过询问，我也了解到，她是西北人，好食肉类及辛辣食物，也颇有酒量。这两次人工受孕失败后，小田又补养了一段时间，可是月经自来潮后，经期就延长了，有时要十二三天才结束。

其实这也是一个"热入血室"的典型病例，只是这个"热"不是来自外感之邪或气血虚弱，而是源于阳明内热。小田素体有热，又好动能食，两次人工受孕失败后，其血室空虚，阳明之热乘虚而入，热扰血室，血热互结，上扰肝胆，致疏泄失司则经期延长；上扰心神则急躁，湿热内盛则头汗出。这在《伤寒论》中早有言明，"阳明病，下血谵语者，此为热入血室，但头汗出者，刺期门，随其实而泻之，濈然汗出则愈"（第216 条）。小田就是素有阳明之热，受孕失败后，下血过多，血室空虚，热邪乘之，血热互结，或留扰或逆犯，厥阴经、少阳经、阳明经及心神皆可为之所乱，故表现出以经期延长、易怒急躁为特征的症候。

既然她的腹诊特征是身热不扬、皮肤濡湿，治疗上就应以透热化湿、清利阳明为主，辅以调理肝胆，安和血室。我的主要治疗手法有摩运中脘穴，提拿上腹，横向捏捻上腹，分推肋弓，捏捻期门穴，并配合以振颤关元穴，拨理五枢穴、维道穴，背部捏脊，横擦脾俞穴、胃俞穴，点按丰隆穴、三阴交穴等。

经过 3 个月经周期的治疗后，小田的经期间隔显著缩短，经期为 5 ~ 6 天，恢复了正常。但她的"头汗出""性急躁"的问题没有明显改善。可见体质方面的调理或纠正不是件容易的事。月经正常后，她又做了人工受孕，幸运的是这次成功了。

第4章　小腹满，四肢厥，头痛，寒凝肝脉

> 病者手足厥冷，言我不结胸，小腹满，按之痛者，此冷结在膀胱关元也。（第340条）
>
> ——《伤寒论》

既然有"热入血室"，自然也会有"寒入血室"，而且寒入血室很常见，临床上我们见到的痛经，大多与感受寒邪，经期小腹腰骶不注意保暖，或者过食生冷有关。《伤寒论》认为，寒邪入于血室，必先乘虚进犯足厥阴肝经和足少阳胆经，进而出现各种全身症状。如"病者手足厥冷，言我不结胸，小腹满，按之痛者，此冷结在膀胱关元也"（第340条），这是一个典型的厥阴病。仲景先师指出，厥阴病冷结在了膀胱、关元。膀胱者，下焦也，而关元，常常指血室（胞宫）体表或为血室在外的代称。关元者，元气之所聚，其深处即是"一源三歧"之起点。

当寒邪侵袭人体时，若恰逢经水适来或经水适断，寒邪寻隙而入于血室，或非经期却因保暖失宜，寒邪入于下焦，结于膀胱、血室，均可形成寒邪入里之证。寒性凝滞、收敛，最易致痛，结于下焦，与血室之阴血相搏结，凝而不散，故满；阴血为寒所凝，运行不畅而成瘀，故痛；寒入血室，先犯厥阴，厥阴主一身阴阳之气，厥阴不利，致阴阳转换、气血运行失条达，故而手足厥冷。阴阳之气流转，全在手足之末，不能顺接，必然

手足厥冷。所以大部分因"寒"痛经的患者都有手脚发凉、畏寒的症状，这并非全由受寒或气血不足所致，阴阳气血接运失常才是主因。

此处之寒邪，有外感者，亦有内伤者。外感者是外感风寒，邪气直中厥阴，或称厥阴中风，致阴阳之气不能顺接，膀胱、关元寒凝不去；内伤者是病患久有阴寒内聚，或少阴寒化，阳气虚衰，阴寒之气入于血室而致。患者多有脉微细、但欲寐、畏寒肢冷、精神萎靡、完谷不化、纳差、疲倦无力的虚寒之象。

这里的腹诊特征就是小腹满，按之痛。因寒在下焦，延及膀胱、关元，必是小腹、少腹皆满，且由寒凝所致，故在触诊时应有寒凉之感。患者自觉小腹有支撑胀满感，类似太阳蓄水证之"苦里急"，但此为寒邪所致，疼痛和紧缩感更甚，若是行经期，疼痛可能会较重。若患者素有痰瘀寒湿、癥瘕积聚内蕴，加之外寒入侵必定会引发少腹急结和剧烈疼痛。但若仅有外感寒邪侵入下焦，阻滞厥阴，则以小腹满且按之痛为主症。医生触诊时，首先感受到的多是皮温的降低，甚至可以感受到整个小腹、少腹的冰冷，如同关元之下有一碗冰水，寒气自内而外丝丝冒出。这种自内而外冰冷的触感在体质虚寒和气血本弱的患者身上最为多见。若患者体质本强或内有寒湿，我们初次触诊时可能不觉皮温降低，有时候甚至还觉得皮温略有升高，但触压 1 ~ 2 分钟后，或在治疗按摩过程中，就会感受到由内而外的寒凉，这种手感我们可以称之为"身寒不扬"。这多是因为素体阳气尚足，或有湿邪在内阻滞，加之寒邪内聚，阳郁于外，形成表热而里寒的假象。这是我们在触诊时要鉴别的。由于寒邪具有收敛之性，在触诊时，小腹满虽伴有皮肤和软组织的轻度张力升高和腹壁膨隆，但小腹部肌肉的紧绷感要重于热入血室或太阳蓄水时的胀满，且紧绷感是收缩于骨盆周缘之内的。这从《伤寒论》所述的"言我不结胸"中也可以体会到。这里又是"非结胸"，且这里的"非结胸"应区别于"大结胸"。"小结胸"一般在心下，虽有满痞且按之痛，却一般不至脐下，而"大结胸"可见腹满而硬，甚至坚硬如板，并可延及脐下小腹。这里的"非结胸"与"大结胸"的区别在于：首先，"非结胸"在下焦，不在中上焦；其次，"非结胸"的小腹满是较为硬实紧缩的，且痛势也是较重的，甚至有可能会出现痛不可近的情况；再次，厥阴病导致的手足厥冷，仅是阴阳之气不能顺接，其冷多只在指尖或手掌，不上手腕。若肢厥源于气血的衰少、真阳的衰微或心阳的虚脱，或失血后的大虚，则厥冷可上至肘臂。寒入血室，目前临床按摩常见的患者多是阴阳不接所致，大虚大衰者少，故而以指冷手凉者为多。

　　如果注意观察，我们就会发现，现在临床所见因寒而致的痛经患者，除小腹满而疼痛、手足厥冷的症状外，经行头痛也越来越多。这种头痛的特点是行经期疼痛明显，影响睡眠和注意力，头痛以全头痛为主，疼痛剧烈时会有面白、眩晕或耳鸣、目胀或鼻咽不适等多种兼症，但待经血外出后，症状就会消失。这类头痛是典型的厥阴头痛，足之三阴经，唯有足厥阴肝经上至巅顶，与督脉、冲脉相合，而足太阴脾经与足少阴肾经仅连于舌、咽，不上头，故厥阴入于诸阳之会的巅顶以交通阴阳。厥阴头痛的典型部位也正是在巅顶区，且会与耳、目、鼻、咽相关。现代女性如果在起居、饮食、衣着上不注重保暖，经期不避寒凉，最易让寒入血室。同时，因工作压力过大、生活节奏快而乱，足厥阴肝经的疏泄、条达功能和足少阳胆经的决断、清净功能受到了抑制，故我们看到越来越多的女性出现肝阳上亢、肝肾不足、枢机不利、气郁湿壅之象。在这种肝胆经气不利的状态下，寒邪入里，以致血室蓄溢不畅，邪气随经内扰，最先受累的就是足厥阴肝经与足少阳胆经，邪气又可随肝经上行，犯头作痛。

　　刘女士就是此证的典型病患，40岁，某公司主管，工作压力颇大，饮食、睡眠常无规律。来诊时，她主诉近日头痛剧烈，影响工作，且正值经期，小腹亦时时作痛。她说，近两年经行头痛时有发作，但这一次最为剧烈。等我详细询问后，才明白其中的原因。刘女士是一位摄影爱好者，前几日与几位摄影爱好者一同去空气清新、污染小的河北某地海边拍摄美丽的星空。可是那里的温度比城市要低，生活条件也差，加之连续几次半夜拍摄，回来后刘女士便头痛不止。

　　这是一个典型的由厥阴中风引发的头痛病例，夜半山野的寒气直接侵袭了刘女士的厥阴经脉，恰值经期将至、经水适来之时，邪气直接入里，凝于关元之下，故无明显的外感症状。经水外达，虽有部分寒邪随血而出，但寒气颇盛，余邪随厥阴上扰，引起头痛。

《伤寒论》云，"干呕吐涎沫，头痛者，吴茱萸汤主之"（第 378 条），就是论肝寒犯胃、浊阴上逆的证治。此患者虽无"干呕，吐涎沫"的肝胃不和之象，却有肝寒上扰的头痛之症，与上文条目对比参看，刘女士的头痛属于厥阴病，而其腹痛是寒入血室所致。治疗上，仲景先师早已言明，寒在膀胱、关元，治法当为温下焦，和血室，调足厥阴、足少阳二经。在关元区，交替运用拿揉法与掌颤法，以局部透热、寒凉减弱或消失为度。按揉两侧少腹，以盆腔周缘为主，力当深达骶骨腹面，以消除小腹的紧满。再者，点按、搓擦腰阳关穴，与关元穴对应，以透热为度。再直推背部督脉至透热，拇指连续交替按压阴陵泉穴至三阴交穴一线。如此治疗一个月经周期后，刘女士月经再次来潮时，已无头痛、行经不适之症。

这里要指出的是，治疗厥阴头痛，无论寒热，皆需从督脉、冲脉入手加以调节，因为足厥阴肝经上头，走咽喉，与督脉交于巅顶，合于冲脉，其性为阴，连接阳经之海——督脉，并通于十二经脉之海——冲脉。治疗厥阴头痛，亦如治疗手足厥冷之症，重在顺接阴阳，又因背部正中之督脉与小腿内侧之冲脉皆在体表，为手法可及之处，我们需加以运用，以起到和阴阳、顺气血的作用。至于头部的局部按摩，有时间可为之，却非要法，辅助用之即可。

第 5 章　调经点

粗守关，上守机，机之动，不离其空，空中之机，清净
而微。

——《灵枢·九针十二原》

前面我们谈了几种妇科病，其实无论是痛经、闭经、经间期出血还是功能性不孕症，都在中医"月经不调"之证的范畴之内。应因人而异，通过辨病、辨证、辨腹征，施以不同的手法。作为以"和"为核心的脏腑按摩，除了上述诸法，还有一个几乎见月经病必用的穴位，那就是调经点。为什么见月经病必用此穴位，因为这是一个枢机点，是基于月经周期内六经气化的规律而确定的一个调和作用最强的点。

《灵枢·九针十二原》说："粗守关，上守机，机之动，不离其空，空中之机，清净而微。"人体是一个有节律的机体，一个人的心率、脉搏、饮食、睡眠、消化甚至情绪、智力与体能都有着自己的节律。那么，我们一定要掌握好这些节律，维持它、顺应它，才能调理好身体，否则就会伤身害病。我们体内的这些节律，大多是与生俱来的，比如日出而作、日落而息的作息习惯，一日三餐的饮食习惯，都是我们无法从根本上改变的。虽然工作生活的变化和坚持不懈的锻炼可以调节我们体内的节律，但基本规律和节奏是无法改变的，昼夜颠倒、饥饱无度的生活方式必定伤身损

寿。人体患病，很多时候是由于这些节律的失和，我们治病，在大多情况下，也是要调和这些失于和谐的节律。那么一个真正的医生是如何调节这些节律的呢？调节节律不能试图改变节律本身，而是要找到节律转换的结合点，或者说拐点，拨动这里、理顺这里，节律就和谐了，人体的健康也就恢复了。

想来想去，似乎没有比月经更合适的例子了。女性的月经，节律井然，一月一周期，称得上"法度严谨"。古人把月经称为月信，这个"信"字说的就是这一生理现象的规律性。通常我们把整个月经周期分为四个阶段，即经行期、经后期、经间期、经前期，在天癸的主导及冲、任、督、带的气血溢蓄转化中，阴阳之气此消彼长，相互为用，共奏出一曲起伏转换、以阴阳为体、以六经为用的生命乐章。

月经的实质就是阴阳之气的节律性变化，是重阴必阳、重阳必阴的阴阳转化。经水有形，以血为体，其性属阴。但阴静阳动，经水应时而生并应时来潮，均在阳气的气化和推动下进行。因此，在经前期和经行期，为阳经所主，经后期和经间期为阴经所主。同时，孤阳不生，独阴不长，阴阳之气必在相辅相成、相互为用中完成气化。在阳经主气的阶段，必有阴经辅助以起到固密、潜降、蓄积的作用；而在阴经主气的阶段，必有阳经辅助以起到升发、温煦、振奋的作用。这个阴阳互根互用且互制的现象，在月经周期中被称为主枢相合。因此，各阶段的阴阳变化均为气化之主与气化之枢的阴阳二气共同作用的结果。

在月经周期中，阴阳二气的作用主要是通过三阴三阳之气的转化来实现的，具体转化过程是：经行期，太阳为气化之主，少阴为气化之枢。太阳为巨阳，周贯全身，多气而主外。经行期，阳气盛而向外，推动经水外泄。在这一阶段，太阳为气化之主，然太阳气盛而不敛，主外而少纳，不可"开"之太过。故这一阶段以少阴为枢，与太阳互成表里，一则以少阴之天癸调控经行，二则引表入里，调控气化之势，使气化得机，经水适行而无太过与不及。至经行期之末，经水渐少，此时在少阴的枢机作用下，重阳必阴，气化过程中便以太阴为主，进入经后期。经后期，以太阴为主，少阳为枢。太阴乃至阴，气血生化之源，此时阳入于内，机体以气血化生、养血化气为要，也正应太阴之功。经后期虽以太阴为主，但气血生化须靠阳气温煦，且气血有源，不失输布，仍需少阳通达表里内外之功，少阳枢机，可使气血互用，相融相合，不致失运凝滞或气化乏力。经后期，阴阳、太少互用，生血培元，至经后期之末，阴血得充，阳气渐升，进入阴阳相融、气血和合的经间期。经间期，以厥阴为主，少阳为枢。就月经生理变化规律而言，本阶段极为关键，与经行期遥相对应，阴血已充。厥阴主藏血而利气机，少阳主枢转而通气道，两阴交尽为厥阴，敛中有升，少阳为少火，行中寓生。表里互用，阴阳"得候"，"真机"已成，为受孕打下了物质基础。此时若受孕，月经周期即中止；若未受孕，阴阳之气继续消长，重阴必阳，进入经前期。经前期，以阳明为主，少阴为枢。自这一阶段起，阳升阴盛，阳气由内渐外，阴血亦随之欲动。阳明，体阳而用阴，多气多血，且主水谷之变，化生气血。同时，少阴枢机之力亦显，少阴水火既济，既助阳明气化，又抑阳明剽悍之性，防气血运转太过。至经前期之末，气盛血充，少阴天癸已成，阳达于表为太阳所主，阴血亦随之涌动，经水来潮，进入经行期。

由月经周期的规律可见，在阴阳、气血的转化过程中，少阴、少阳的枢机调控之功贯穿始终，起到关键作用。若少阴枢机不利，经行期则阳无所制，易出现月经延长甚至漏下不止。经后期，若无少阳的生化与温煦之力，太阴则生血化气不利，气血化生无力则易致月经量少、湿阻带下等。若少阳枢机不利，经间期阴阳和合之机不能相应，易致经间期出血，出现赤白带下。经前期，若无少阴协调阴阳，则升降失司，气火内盛，易致月经先期、经前烦躁、经前生疮以及便秘、失眠等。尤其经行期至经后期，经间期至经前期，正是少阴、少阳阴阳枢机转化的关键，更易致气化失常而生诸症。

由此，在以失调、不和为主要病机的月经不调中，阴阳转化应是相对稳定的，发病的机制主要在于阴阳转换、互用与制约过程中，调控机能出现了异常。和气化、理枢机应是治疗的关键，也是按摩所擅长的。

调理枢机的关键在于抓住少阴、少阳的流转规律，尤其重视"重阴必阳，重阳必阴"的转换节点，使阴阳转化趋于平稳协调、灵活流畅。那么，这一关键点应该到哪里找呢？《伤寒论》中有不少关于六经病欲解时的记载，"太阳病欲解时，从巳至未上""阳明病欲解时，从申至戌上""少阳病欲解时，从寅至辰上""太阴病欲解时，从亥至丑上""少阴病欲解时，从子至寅上""厥阴病欲解时，从丑至卯上"。这一规律体现了人体气血周流以及天人相合的整体性，并以地支次序来描述三阴三阳气化功能旺盛的生理次序及转换规律。其中三阳欲解时是首尾相连、相互分离的。而三阴欲解时是首尾相合、相互交叉的。更为特殊的是，少阴主于子、丑、寅，少阳主于寅、卯、辰，阴阳之气在少阴、少阳间相互衔接着。少阴、少阳是人体阴阳消长、转换、互用、互制的枢机所在，同时，少阴、少阳二经自身亦有着消长演化的生理过程，这一过程中，同时与少阴、少阳二气相关的，正是二经欲解时相互融合的那个核心，即用地支来描述的"寅"。

这个"寅"如此重要，定然就是调理月经周期的那个"机"了。这就是临床按摩治疗月经诸病必用的一个经验穴，即调经点，位于足底部，涌泉穴外一寸。调经点位于足少阴肾经的涌泉穴之外侧，与足背部足少阳胆经之足临泣穴阴阳呼应，衔接少阴与少阳。其在形体部位上类似"寅"，同时涉及足少阳、足少阴二经，衔接阴阳之枢。正如《素问·阴阳离合论》中所说："阴阳㸌㸌，积传为一周，气里形表而为相成也。"通过点按、推理此穴，可以连通少阴、少阳二气，协调阴阳转化，使二经气化功能自然流畅，进而调控整个月经周期。也正因如此，在具体手法操作上，我们大多采用俯卧位，用拇指持续点按调经点半分钟到 1 分钟，方向指向足背四、五跖骨之间足少阳经所行之处。或以拇指指腹自下而上推理调经点 10 ~ 30 次，自然操作力道也要透皮入里，达于二经之间。

女性月经病的症状复杂多变，表现不一，有的为经行腹痛，有的为经行头痛，有的为闭经数月，有的为经间期出血，有的为月经前后不定期……在按摩治疗中，把握住月经周期的气化规律，以少阴、少阳为枢，找到运转这个枢纽的机点，牵一发而动全身，这就是按摩之妙处。什么是"绝招"？不是把某一个关节扳得喀喀响就是绝招了，那只是技巧，而真正的治病绝招，在于对某一生理现象的全面把握，并找到调和这一生理现象、纠正失衡状态的那个关键点。

正如这个调经点，它基于我们按摩医生对月经规律的整体认知，并以此将少阴、少阳的衔接、转折、互用的那个"寅"点确定了下来，这个调经点作为几乎所有以"失和"为病机的月经病的治疗核心，是不可缺少的必用点。当然，这并不是说，治疗中我们只用这一个穴、只用这几个手法就行了，我们还应结合病情，结合患者的病因、症状、诱发因素、体质特点来制订相应的个性化治疗方案。如体寒者，温而和之；血虚者，补而和之；瘀滞者，通而和之；郁结者，达而和之；热者，清而和之；实者，泻而和之……这些在治疗中同样不可或缺。就像一曲乐章，必须有主旋律，但不能只有主旋律，还要有众多与之相和的音符或曲调，否则，乐曲干巴巴的，就没法听了。

调经点是所有月经病必取必用的一个穴，这也正体现了中医学"和"的特征，即"和"是围绕着一个核心、一条主线展开的。有人说，中医按摩如天马行空，这里点按几个穴，那里操作几个手法，其实，这正体现了是中华文化"形散而神不散"的特点，这个"神"，在按摩里，就是上面我们反复提到的枢机。

第6章 枢机

太阳为开，阳明为阖，少阳为枢。三经者，不得相失也……

太阴为开，厥阴为阖，少阴为枢。三经者，不得相失也。

——《素问·阴阳离合论》

"枢"是一个极古老的文字，据考证，其最早见于小篆。《说文解字注》云："枢，户枢也。户所以转动开闭之枢机也。"古人运用取象比类的方法，喻"枢"之功能如门户的转轴一样，主制动，具有关键的作用。后世将"枢"引申为维持事物规律性运动的关键、制约事物运动的机要、调节人体气机的枢纽、调控一身阴阳的中心。因此，枢机常常是并称的。枢，如门户之枢，乃阴阳开阖之转机也；机，亦可理解为事物变化的枢纽。《辞海》中将枢机解释为"事物运动的关键"。人体是一个统一的整体，拥有一套巨大而有序的循环系统，该系统若要正常运转，必须依赖"枢"的转枢功能，即"枢机"的正常运转。在这一语境下，枢机是指气机的交接转枢，其功能为枢转气机，使气机出入正常，升降自如，开阖有度。升、降、出、入是气机的运动形式，人体之所以表里如一、阴阳通接，正是气机枢转正常的结果。枢机可将机体内的精微物质布达、输送至全身，以达到阴平阳秘，亦可以在疾病转化过程中扶正以祛邪。由此可见，在某种程度上，调理"枢机"可以起到维持人体正常生理功能、促进疾病渐愈等作用。如肺气的宣发与肃降、肝气的升发与疏泄、脾气的升清与胃气的降浊、心火的下降与肾水的上承，精微物质的受纳与糟粕的排出等，无不依赖枢机的协调。枢机在演变过程中可起和解、调畅、引导之功，以达到协调整体、平衡阴阳的目的。若枢机不利，阴阳之气升降受阻，气血津液转输失司，那就会使机体功能失衡而致病了。

如果追溯一下，枢机在中医学中的运用应是源于《黄帝内经》中的"开阖枢"理论。《素问·阴阳离合论》曰："太阳为开，阳明为阖，少阳为枢。三经者，不得相失也，搏而勿浮，命曰一阳……是故三阴之离合也，太阴为开，厥阴为阖，少阴为枢。三经者，不得相失也，搏而勿沉，名曰一阴。阴阳雷雷，积传为一周，气里形表而为相成也。""开阖枢"本义是门上的实物结构："开"指门闩，其位在后；"阖"指门面，其位在前；"枢"指门轴，其位在侧。《黄帝内经》以取象比类的方法，将十二经络的生理功能以门户开合运动的形式描述出来，从人体内外之阴阳变化的角度，来阐述人体的生理功能及病理变化，并指导疾病的诊断与治疗。唐代王冰认为："夫开者，所以司动静之机；阖者，所以执禁锢之权；枢者，所以主转动之微，由斯殊气之用，故此三变之也。"

太阴主开者，为手太阴肺经、足太阴脾经。手太阴肺经主宣散，足太阴脾经主运化。肺开窍于鼻，主气司呼吸，主一身之表，统营卫而应皮毛，为病邪出入之门户。足太阴以湿为本气，太阴脾主腹，行湿土之用。《素问·经脉别论》曰："脾气散精，上归于肺，通调水道，下输膀胱。"足见凡血脉之周流，津液之四达，皆太阴司之。

厥阴主阖者，手厥阴心包经，足厥阴肝经。阴分之里，两阴交尽谓之厥阴，阴尽阳生，阴中有阳。厥阴藏血，受纳精华，以为阳气新生之用。从经脉循行而论，肝脉上膈连心包；从五行分析，肝属木，心属火，木能生火，肝与心包均为"阴中之阳"。心包内寄相火，为神明之守护；肝主藏下焦之阴气，又主藏魂、藏血，使阴血敛而火不乱。此为厥阴之阖。《素问·六微旨大论》谓："厥阴之上，风气治之，中见少阳。"由此表明，厥阴要发挥其正常功能，必须依赖于少阳的冲和之功。

少阴主枢者，手少阴心经，足少阴肾经。心属火在上，主藏神，主血脉外达，为一身之大主；肾属水在下，主藏精，为水火之藏，统领五脏之阴阳，内寄元阴元阳，为先天之本。人体正常生理活动下，心肾相交，水火既济，重在上下，生化不息，相互制约，故有少阴之枢机调畅心肾水火、上下交枢互济之说也。此外，少阴枢者，统筹全身水液的输布，起着协调胃之关口开阖的作用。正如《素问·水热穴论》所说："肾者胃之关也。"肾的气化作用正常，则开阖有度，开则代谢水液得以排出，阖则水液精微得以潴留，维持机体水液平衡；肾的气化功能失常，则水液在体内异常潴留，是为病。故少阴之枢亦可调节全身之体液。

太阳主开者，手太阳小肠经，足太阳膀胱经。太阳为三阳之表，为"六经之藩篱"，为盛阳之气，气化主上行外达，担任着抗御的职能，为病邪出入之门户。由于太阳主表，统营卫，一方面主司汗孔的开合，另一方面主持体表的气化，通行营卫，使卫气敷布于外，故太阳主开。

阳明主阖者，手阳明大肠经，足阳明胃经。阳明位于三阳之里，阳气蓄于内，其气内行下达，为诸气化生之源。手阳明大肠，主受盛传化；胃为"仓廪之官""水谷之海"，主受纳水谷，化精汁，乃万物生化之本。《伤寒论》曰："阳明居中，主土也，万物所归，无所复传，始虽恶寒，二日自止，此为阳明病也。"（第 184 条）故阳明为阖。

少阳主枢者，手少阳三焦经，足少阳胆经。《素问·阴阳类论》云："一阳者，少阳也。"少阳为初生之阳气，循行于太阳、阳明之间，居于半表半里之中，内通于阳明之里，外连于太阳之表，转输阳气，调节内外阳气之盛衰，犹枢轴焉，谓之枢。以经络而言，少阳经脉介于表里之间，连接表里经气；以脏腑而言，胆主阳气生发，三焦统领阳气之气化，胆可调节脏腑气机之运转，三焦主道路通畅，枢运机转，故为枢。此外，少阳属胆与三焦。胆足少阳脉主筋，纲维诸骨，令其转动，胆内藏精汁而主疏泄；三焦为营卫气机和津液运行的通路，为五脏六腑经气传输、上下通降、内外出入之枢纽。少阳枢机运转正常，则气、血、津液上下敷布适宜，脏腑气机升降如常。

《伤寒论》的六经辨证传承了《黄帝内经》之思想，如《素问·热论》所云："伤寒一日，巨阳受之……二日阳明受之……三日少阳受之……四日太阴受之……五日少阴受之……六日厥阴受之……"这是《黄帝内经》论述的外感疾病的正常传变过程。张仲景在此基础上创立六经辨证体系，并将《黄帝内经》时期主要停留于理论探讨上的枢机理论运用于生理认知、病理辨析并指导治疗，建立了少阳为阳之枢、少阴为阴之枢、脾胃为脏腑之枢的枢机理论架构，使得枢机理论更贴近临床，更具运用价值。

太阳经从头至足，循行部位最多，跨越区域最广。当太阳气化不利、卫表不固、外邪内陷、正邪相争时，可症见头项强痛、恶寒发热、汗出或无汗、脉浮等，故太阳主开；阳明主里，为多气多血之腑，内应胃与大肠，胃主受纳水谷，被称为"仓廪之官"，大肠传化糟粕，被称为"传导之官"。当病邪传入阳明，从阳明燥化，外邪同胃肠中的燥屎相结，腑气不降，则症见腹痛拒按、大便秘结，一派"内闭不通"之象，故阳明属阖；少阳，称作一阳、弱阳，为阳之枢。少阳内合于胆，亦主三焦。三焦主气血运行，为津液的通道，正如《难经》所言："三焦者，水谷之道路，气之所终始也。"胆腑内藏相火，参与疏泄。手足少阳经脉相合，枢机调达，三焦通利，阳气运行于表里之间，有温煦长养之功。少阳枢机不利，则会出现"往来寒热，胸胁苦满，嘿嘿不欲饮食，心烦喜呕"等症状。

脾胃同处于中土，脾主运化水谷精微以上输心肺，心主血脉，肺朝百脉，使精微物质布散全身，以供生命活动所需。六腑以通为用，胃主降。因此，对全身而言，脾胃为气机运动与转运精微物质之枢纽。

少阴居于太阴与厥阴之间，内藏心血、肾精，与周身经脉脏腑相通，因而称为阴枢。少阴主枢，一可调控气机，使心肾水火相通，上下既济，进而达到阴阳平衡；二可通利水道，肾亦主水，与三焦相合。少阴心肾不交，阴阳平衡失调，就会出现水道不通，水湿内停之证。

《黄帝内经》中提出了开阖枢，为枢机理论的源头，并阐明了枢机的生理作用，而《伤寒论》通过六经辨证的形式从病理特点方面论述了枢转气机在正邪相争中所起的作用。

　　"少阳为阳之枢"，少阳最重要的作用是枢调气机。"是以升降出入，无器不有"，气机运动包括升、降、出、入。少阳为枢，主要枢转表里阳气的出入。少阳之阳对周身有生发长养之功，称为少火。少阳内合胆与三焦。肝胆互为表里，内藏精汁，主疏泄，喜条达。吴鞠通也指出："盖胆为少阳，主升阳气之先，输转一身之阳气。"少阳分系胆与三焦，胆腑附于肝，内藏精汁，主疏泄而利胃肠。李东垣认为："胆者，少阳春升之气。春气升则万化安，故胆气春升，则余脏从之，所以十一脏皆取决于胆也。"可见，十一脏之气机都与少阳胆之枢转、升发功能相关。

　　另外，胆内藏相火，输布三焦，通行内外，符合枢的本性。三焦为决渎之官，是水液、气血运行的通道，使阳气运行于表里之间，沟通各个脏腑。如果其枢转功能失常，阳气不能正常行于表里之间，则会出现相应的病症。《伤寒论》对此认识颇深，如"伤寒五六日中风，往来寒热，胸胁苦满，嘿嘿不欲饮食，心烦喜呕，或胸中烦而不呕，或渴，或腹中痛，或胁下痞硬，或心下悸、小便不利，或不渴、身有微热，或咳者，小柴胡汤主之"（第 96 条）。此为邪入少阳，枢转失司，卫阳不能布散于表，不能温煦体表，则恶寒；邪气内犯，正邪相争，正胜则热，邪胜则寒，因而往来寒热；少阳经循行于胸胁，少阳经气不畅，故胸胁苦满；肝木乘土，肝脾不和，气机逆乱则嘿嘿不欲食、喜呕。少阳枢转之功不利，其他脏腑的气机运动就会出现异常，则可致许多或然证。如邪郁胸胁，未传入中焦，则胸中烦而不呕；若少阳之邪内传阳明，病邪从阳明热化，耗伤津液则渴；若木郁乘土，则太阴脾络不通，气滞血瘀则腹中痛；若邪郁胁下，气血阻滞，则见痞硬；若三焦气化失调，水道不通，则见小便不利；水饮凌心，可见心下悸；若在表之邪不解，津液未伤，则不渴而身有微热；若影响到肺之宣肃则咳症作。治疗方选小柴胡汤，和解少阳，枢转气机。而诸多的或然证也是在小柴胡汤的基础上依据病情变化进行化裁而治。

　　少阳居于太阳与阳明之间，外能达太阳，内能通阳明，枢机不利则易出现合病或各类兼证。《伤寒论》中，以少阳为主视角，全面分析了关于病邪出入和病势转归的条文和方剂，而这种以转化与进退为诊查和治疗主线的模式也正是以枢机理论为核心的辨证论治思维的体现。如"伤寒六七日，发热微恶寒，支节烦疼，微呕，心下支结，外证未去者，柴胡桂枝汤主之。"（第146条）太阳之表邪未解，故见发热、微恶寒、肢节烦疼；外邪内犯少阳，少阳枢机不利，气血阻滞，可见心下支结，胆胃不和则呕。支结为邪结之处，气血阻滞，与心下硬满不同。此虽表解，犹不可攻，故合小柴胡汤与桂枝汤治之，外解太阳，内和少阳。

而少阳病兼阳明之证，如"太阳病，过经十余日，反二三下之，后四五日，柴胡证仍在者，先与小柴胡。呕不止，心下急，郁郁微烦者，为未解也，与大柴胡汤，下之则愈。"（第103条）邪入太阳，当循行六日而尽，第七日则至下一经，至十余日而太阳之邪不解，则有可传他经之机。太阳之邪，久而未解，当选汗法为宜，却反用下法，后四五日柴胡病仍未解，则可知邪气仍停留于少阳经，故仍可先予小柴胡汤，自半表半里而外解。但药后呕不止，另见心下急，可知邪气已内陷于阳明之里，阳明腑气不通则腹胀满，热郁于内，邪热内扰心神则郁郁微烦，此为表里同病，当以大柴胡汤和解攻里。再如太阳与少阳合病之黄芩汤证或三阳合病之证等。少阳内合胆与三焦，三焦为运行水液之通道，胆参与疏泄，通利水道，二者相互为用。而邪入少阳，胆失疏泄，则三焦水道不通。因此，少阳之枢机还特别体现在机体水液代谢方面，如"伤寒五六日，已发汗而复下之，胸胁满微结，小便不利，渴而不呕，但头汗出，往来寒热，心烦者，此为未解也，柴胡桂枝干姜汤主之"（第147条）。小便不利，为胆气闭郁、三焦气化失司、水道不畅所致，但头汗出为少阳之阳热上蒸所致，治以柴胡桂枝干姜汤，和解少阳兼通利水饮。

少阴为阴之枢，从《伤寒论》的六经辨证来看，从三阳至三阴，阴气逐渐增强。在三阴经内，少阴处于太阴与厥阴之间，其病机错综复杂，易寒易热。如杨上善认为："三阳为外门，三阴为内门……三者门枢，主动转也。肾藏足少阴脉，主行津液，通诸经脉，故为枢者也。"张介宾认为："开者主出，阖者主入，枢者主出入之间，亦与三阳之义同。"人之寐寤，取决于阳气的出入。今枢机不利，开合失司，阳气不能自阴而外出，则

"但欲寐"，由此可见，少阴提纲所述之证是枢机不利、阳气不能外出所致。少阴属心肾，元阴元阳内寄其中，君火下达于肾，肾气上交于心，水升火降，心肾相通，则人体处于阴阳平衡的状态。刘渡舟老师研究这一枢机后指出："少阴不仅为三阴之一，也是调节水火阴阳的重要枢纽。"从心肾二脏来看，少阴是水火之脏，心、肾分别指代阴阳太极图内阴阳鱼的鱼眼，全身阴阳消长变化不离其中，该处之"少阴为枢"表明了阴阳互根。另一方面，心为火脏，内有肾阴支持才可火源不断；肾为水脏，内藏肾阴，需得心火相助方能水流不断。说明二者互根互用，才能生生不绝。这便是"少阴为枢"的又一层深义。

结合具体疾病的治疗来看，心肾不交，可致阴阳失衡、气机逆乱，出现心烦、吐利、手足厥冷、情志异常、失眠等症。如《伤寒论》曰："少阴病，得之二三日以上，心中烦，不得卧，黄连阿胶汤主之。"（第 303 条）从《伤寒论》中三阴为病的传变规律和选方用药的重点来看，其基本要领仍为太阴居中，敷布阴气，谓之开；厥阴谓之尽阴，受纳绝阴之气，谓之阖；少阴为肾，精气充满，则脾职其开，肝职其合；肾气不充，则开阖失常，是少阴为枢轴也。由此可知在三阴气机的运转之中，少阴枢机具有核心作用，制约着气机的运动。

《周易·系辞传》说，"天一生水，地六成之""地二生火，天七成之""天三生木，地八成之""四生金，地九成之""天五生土，地十成之"。《周易》以五为土数，位于中心位置，为五行之核心。《伤寒论》中亦云："阳明居中，主土也，万物所归，无所复传，始虽恶寒，二日自止，此为阳明病也。"（第 184 条）此外，若表证误治，致里虚邪陷，或不因误治，邪热内扰，形成心下痞之证。痞证的主要病机由脾胃枢转失调，气机壅滞，寒热错杂而成，是一个典型的枢机不利、脏腑失和的病证。《伤寒论》对此证多有描述，可谓分析入里。如半夏泻心汤证、甘草泻心汤证、生姜泻心汤证、附子泻心汤证、大黄黄连泻心汤证等，均是对脾胃失和、枢机不利的"痞"证不同病机转变的辨别。例如《伤寒论》曰："心下痞，而复恶寒汗出者，附子泻心汤主之。"（第 155 条）脾胃居于中焦，乃气机升降之枢纽，中焦气机不利，心肾之气的上下交通受阻，临床上易出现多种病症。当中土失运，心气不能下降则郁于中焦，气有余，则会出现郁而化火之证。肾阳升发不利，肾水无力上济心火，则心火独亢于上，随着病情的迁延，病机进一步演变，肾阳仍不能受到心阳的温煦便会导致肾阳衰而阴盛的情况，肾阳不足，温煦失司，形成"上热下寒"的附子泻心汤证。痞证兼表证未解，则需用先治表证后治里证的治疗方法，用附子泻心汤而不选解表的方剂，表明此证并非表证，而是热炽于内、卫阳复虚于外的病机所致。卫气出于下焦，下焦肾阳衰弱，卫阳不足，则体表失于温煦，阳不摄阴，故出现恶寒汗出。附子泻心汤选用清热泻火之品祛除在上之热邪，且选用温补脾肾、调和中焦的药物，使心肾水火得以交通，上下并调不失中焦脾胃枢机之功。可见，越是复杂的病证，越需要抓住枢机这一关键点。

气化运动，是脏腑功能活动的表现形式，而脾胃具备承阳启阴之功，对一身之气的运转有着至关重要的中轴转枢作用，"脾胃转枢"指脾胃对气机的调节作用，主要表现为脾升胃降，脾胃是全身气机升降的枢纽。《素问·刺禁论》有"肝生于左，肺藏于右，心部于表，肾治于里，脾为之使，胃为之市"的记载。上述左、右、表、里并不是指具体部位，而是指四脏之气化活动的部位、功能和彼此之间的联系。心、肝、肺、肾之气出于四周，脾胃之气居中，起枢转之功。同时，脾胃对气机更具调控之功。《医学求是》言："脾以阴土而升于阳，胃以阳土而降于阴。土位中而火上水下，左木右金，左主乎升，右主乎降，五行之升降以气不以也，而升降之权，又在中气，升则赖脾之左旋，降则赖胃之右转，故中气旺则脾升胃降，四象得以轮旋；中气败则脾郁而胃逆，四象失其运行矣。"由此可以看出，脾胃能枢转各个脏腑气机的运行，使气机不至于阻滞。王洪图先生说"转枢"即转输，是"中土"的一个重要功用，对于维持人体之阴阳、营卫、气血的正常运行有关键作用。

回顾中医学枢机理论的发展进程，不难看出，无论是以《黄帝内经》为主的医经派，还是以《伤寒论》为主的经方派，都十分注重枢机的研究，尤其是仲景先师，将医经的枢机理论从单纯的理法，落地为可以处方施法的临床思维。虽然几千年来，中医的主要治疗手段都是处方用药，同时辅以针刺，按摩似乎有些边缘化，但正如前文所言，按摩与其他治疗手段的理论基础一样，治疗宗旨一致，加之"以手和之"疗法的特殊性，更体现了中医学的本质，我们应加以发扬。

第7章 阑门穴

阑门，小肠下口，即大肠上口。

——《难经悬解·四十四难》

　　既然说到了《伤寒论》以脾胃为枢，就不得不提阑门穴。

　　从事按摩的医生没有不知道阑门穴的，但不少针灸大夫却不知有此穴，因为这是一个奇穴，一个只有不足百年历史的新穴。从古至今，许许多多的针灸、按摩医生发现了很多人体的敏感点、反应点和经验穴。据传，在那个针灸蓬勃发展的时代，单是经验穴，有的书上就列出了一千余个，现在也有一些书籍和流派采用自创取穴、排穴的方法，在这个前提下，我们面对的是少则二三百个穴，多则七八百个穴，作为学习者不知道如何选择。其实，我们看一个疗法或一类取穴理论是否正确，最简单、最有效的方法就是看它是不是能够经得起时间的考验。那些经不起临床实践、经不住理论推敲的经验穴、奇迹穴，也许会因宣传或其发现者的技术流传一时，但绝对流传不过百年，莫说百年，有多少所谓神功、神穴都流传不过三十年。就我个人经验而言，这些年来，中医按摩热，流派纷纭，其技法、效穴亦众说纷纭，但是九成九的新穴、特技三五年内便消失了。所以，时间可以检验一切，也包括中医技术。上百甚至上千的奇穴、经验穴是不可能由一个人或一群人在短时间内验证完成并形成系统的。一位按摩大家历经六七十年的临床实践，能够总结出一二十个具有自身特色的经验穴、敏感点就很不易了。

而这阑门穴，流传百年不衰，当代对其研究亦多，至少，此穴经得起时间和临床实践的考验，值得我们后学者信赖。《脏腑图点穴法》一书精深义奥，也就只传下了这一个穴。中医按摩没那么简单，想在解剖图上圈圈点点就创造出一个新疗法，那是不可能也是不负责任的。

下面我们来看阑门穴。阑门穴位于前正中线上，脐上一寸五分，当水分穴与下脘穴之间。阑门穴出自《脏腑图点穴法》一书，作者是王雅儒先生。此书是他对《推按精义》一书深度研习之后，将心得结合自身积累几十年的丰富临床经验，系统整理编辑而成的。该书于 1962 年由河北人民出版社出版，分为上下两篇，上篇包括总论、手法种类、胸腹腰背分部程序操作等内容；下篇是各种病症的治疗。全书以祖国医学的经络脏腑学说为立论基础，具有严谨、系统的治疗理论体系，其适应证主要为内科疾患。这本书出版已六十年，在国内按摩界有相当的影响力，而书中最广为人知并广泛应用的，就是这个阑门穴了。

据《脏腑图点穴法》描述，阑门穴位于脐上一寸五分，为大小肠交会之处，是开中气、治疗中焦疾病的要穴。每次治病必首先开通此穴，点取阑门穴几乎成了所有脏腑按摩起手的第一法。阑门穴从其位置来看当属任脉，但历代文献关于任脉脐上一寸五分处并无穴位记载。但这个穴可不是王雅儒先生的臆造，阑门穴其实早已有之，关于阑门穴的记载最早可见于《难经·四十四难》："七冲门何在？然：唇为飞门，齿为户门，会厌为吸门，胃为贲门，太仓下口为幽门，大肠小肠会为阑门，下极为魄门，故曰七冲门也。"《难经悬解·四十四难》曰："阑门，小肠下口，即大肠上口。"此后的《凌门传授铜人指穴》《经络考》《脉诀汇辨》《经脉图考》《类经图翼》等著作，对阑门穴的位置均有记载，虽表述不同，但位置基本相同。如《凌门传授铜人指穴·阑门水谷分别论》曰："扁鹊曰，大肠小肠会处为阑门。言阑约水谷从其泌别也，其水谷自小肠承受于阑门以分别也，其水则内分别清浊也。"《经络考·营卫》曰："阑门，谓大小肠会处也。自此泌别渗入于膀胱中，乃为溺。分水，谓水谷承受于阑门。水则渗灌于膀胱而为溺。便谷之泽秽则自阑门而传送大肠之中也。"《类经图翼》曰："再小肠之下际，有阑门者在焉。此泌别之关隘，分清浊于后前。大肠接其右，导渣秽于大便；膀胱无上窍，由渗泄而通泉。"可见，《脏腑图点穴法》的以阑门为中心的脏腑按摩体系，是在中医学理论基础与前人实践成果之上创建的。由此推之，阑门穴的创立，包括其命名和位置的确定，很可能是受《难经》一书启发而来的。但对于阑门穴"脐上一寸五分"的精确定位并确定其"开中气之关键"的重要功效，则是《脏腑图点穴法》一书的创新之处。阑门穴是全身气机调顺的枢纽，已成为脏腑按摩的一个标志性穴位，此穴的应用是对中医按摩学的一大贡献。

阑者，纵横交错也，栏以分别也。从这一字之义我们可以看到，阑，无论字义所呈现的形态还是字的原始含义，都与六腑之小肠密切相关。从形态上看，小肠形如纵横交错、盘旋缠绕的隔栅，布于脐周，是人体最长的器官；从功能而言，其为受盛之官，化物出焉，主分清泌浊。我们在学习中医的时候常常会忽略小肠与大肠，认为其作为腑，功能不如脾那样重要，其实，小肠与脾的功能有着密切的关联，被称为小肠助脾。如张介宾说："小肠居胃之下，受盛胃中水谷而分清浊，水液由此而渗入前，糟粕由此而归于后，脾气化而上升，小肠化而下降，故曰化物出焉。"此处的"化物"是对小肠生理功能的高度概括，指出了小肠将水谷化为精微和糟粕的功能，这是消化过程中重要的一步。食物由食糜化为精微，发生了质的变化，精微进而随着脾气运输到全身，供人体使用。因此，小肠有着助脾散精、为脾行津液并将浊秽之糟粕与清净之精微分别传化的功能，清者布散，浊者下传到大肠排泄。《灵枢·本输》中说："大肠、小肠皆属于胃。"这不仅体现在受纳食物、化物的过程中，也体现在了布散、分别与排泄的过程中。

老子说，"道生一，一生二，二生三，三生万物"。在饮食入胃后的传化过程中，小肠居中，起到了中枢作用。而它的功能很像一个栅栏，像一个过滤器，将清与浊、精微与糟粕分离开来并分别传导，当入脾以散者入脾，当传大肠以排泄者传大肠，当行液者入肾以分水液，清者自清，浊者自浊。这就是《难经》里的"阑"。

所以，我们有了阑门穴，而有意思的是，在小肠之末、大肠之首，还有一个阑尾，阑门入者，纵横交错，分清泌浊。阑尾出者，糟粕出焉，导入大肠。小肠是化物的关键，是中焦、脾胃、大小肠的中枢，而阑门，为大小肠之分野，运转之机也。

阑门穴虽未居任脉正穴，却上连下脘这一足太阴脾经与任脉的交会穴，下连有水管之称的水分穴，是任脉行于中焦的要冲之穴。若不先开此穴，则中焦阻塞，胃与小肠中的浊气为其所阻，不能下降，清气亦不能上升。若此处气机失调，凝结不通，则胃肠之气混乱，各脏腑之气亦因此失调。故此穴是开中气的关键穴、治中焦疾病的要穴。在施术过程中，取穴之手指多有气通的感觉，有气通之感则预后较好。这种气通的感觉，有点儿像家中暖气或下水道阀门开启后水气流动的感觉，我们时常还可以听到腹内水气之声。

这样一个穴真有那么大的作用吗？其实，有时我们按摩医生也不敢相信，但一试即灵，便感慨难怪此穴能够流传至今。有一日，我的学生小孙和其同学吃水饺，水饺好像没煮熟，他们食后胃痛腹胀，问我怎么办，我说，点阑门呀。我亲自出马，中指点按其阑门穴，不到一分钟，小孙腹内咕咕作响，如水流通一般，遂感腹内舒畅。另一日，一位来自徐州、嗳气不止的患者来我门诊，言曰，嗳气两年余，于《养生堂》节目中见我教观众点阑门穴以通腹胀，自试之，果见效，点之嗳气即止，然松之不到半日，又嗳气频频。虽未治本，然阑门穴之效亦可见矣。

如上所述，阑门之所以成为脏腑按摩之要穴、第一穴，从五脏体系而言，因为脾属土，位于中焦，上连心肺，下通肝肾，为人体之中枢。而在六腑体系中，胃、大肠、小肠亦位于中土，胃又通过膈与心包相连接，故可助虚里与心下上下沟通；小肠分清泌浊，与膀胱同属太阳经，别水液于肾而分入膀胱，居三焦之中焦。再细化之，胃、大肠、小肠这一中枢系统中，小肠居中，衔接上下、滤别清浊，可谓重中之重。

　　起手即是阑门，正体现了按摩治疗的中心思想，那就是调枢致和。在脏腑这个大系统中，按摩医生志在调节平衡，而调节平衡的关键在于找到重心和枢转的机点。当然，找到枢转的机点不可能是治疗的全部，但肯定是治疗所不可或缺的。这就是我们按摩医生特有的着眼点、落"手"点。但不同的疗法，不同的手段与途径，着眼点是不同的，我们的本性是"和"，我们治疗的方式是"调枢"，因此，找到生理、病理上的枢机是必要的。

　　那么，这么重要的一个穴位，我们该如何运用它呢？难道只能点按吗？这其实也是按摩的特色之一，对于穴位的使用，手法的层次、方向、角度、强度是千变万化的，随机而动，随症加减，按摩是极灵活的。比如这阑门穴，我们可以用点法、颤法、拿法、捻法、按揉法、一指禅推法、拨理法等手法。脏腑按摩中的腹部按摩一般将腹部分成三层，即皮里肉外的表层，肉骨之间的脏腑层和脏腑之下的后壁层。当然，这三层还可以继续以三分法再细分，关键看手感与治疗的需要。皮肤与腹肌之间是皮下组织与脂肪，在中医看来，这属于皮肤腠理，具有透邪、清热、振奋、和顺等作用，具体到阑门穴，我们可以采用拿法、捏法或捻法，从而刺激阑门区皮肤及皮下组织，使之产生疼痛和充血，从而刺激其内的胃肠，助其运化。如寒热错杂的小结胸证，由于胃肠之中寒邪与积热互结，症见腹痛、痞满、恶心、呕吐、里急后重，此时如过度施用按压、挤推的手法，患者会因疼痛胀满而抵抗，但如果手法以拿捏为主，就可迅速使患者放松。更重要的是，阑门皮肤的捏捻可以开腠理、通玄府，引其下腑内的寒邪外出，且玄府一开，积热自流，寒热之邪经这一"栅栏"而分开别走，相互搏结之势立减，则胃肠和顺，通则不痛了。所以拿、捏、捻、提诸法是表层手法，适用于治疗胃肠有邪、积热内结或虚热伤阴等需要清理外达时。

　　当患者的病机以脾胃虚弱、食积内停或气滞中焦为主时，手法就要再深一些，力道进入腹肌以内，到达脏腑层。其实，腹部胃肠道的位置也是相对比较表浅的，我们的手越过腹肌就可以清晰地触摸到胃壁、肠管，把我们的手法施力集中在这一层就可以了。就阑门而言，脏腑层相对易于确定，一般我们触及腹主动脉之搏动时，即到达了脏腑层。这个搏动感越向深处点按越有力，不少脏腑按摩流派的腹部按摩，就是以腹主动脉搏动的强弱作为区分腹部手法按摩层次的依据，这虽有些局限，但也极有特色。正常而言，在阑门穴处，不必过度深按甚至反复压放动脉，对于大多数患者，在对其进行腹部脏腑按摩时，触及动脉即可。其实，这时我们也可以触摸到胃壁，尤其对一些胃痉挛或腹内压过高，也就是西医所说的胃炎和肠炎的患者，这种肌肉紧张感和胃肠轮廓感是很明显的。我们可以用一指禅推、拇指或中指点按或指颤或掌颤等手法。对于指下的条索样、囊块样结聚，我们可以进行左右拨动和上下推理。

　　那在什么情况下我们要将手法作用于阑门的腹腔后壁层呢？就脏腑按摩而言，腹后壁是五脏六腑形态上的支撑面，也是病理产物易于沉积、结聚的空隙。对于常年不愈或反复发作的疾病，以及因此出现痰湿、水饮、瘀血等病理产物的一类病证，需要从腹腔后壁入手治疗。当然，入手点很多，阑门穴只是其中比较重要的一个。这类患者在触诊时多可触及痞块或癥瘕积聚之处，这类似西医所说的器质性病变，如萎缩性胃炎、溃疡性结肠炎、结石、肌瘤、息肉等。另一类患者出现水液代谢的异常，如水饮凌心所致的心悸胸闷、水湿内停所致的尿频尿急、水停中焦所致的胀满嗳气等，这些病证久而久之就可以在患者腹腔深层触及痰湿样的组织黏滞感。一部分体虚患者还会出现内脏下垂的病证，如胃下垂、脱肛、子宫下垂等，这些患者腹腔之表层和中层触之较松软，扪至后壁层却可感受到痉挛僵滞。在这些情况下，治疗时就要力达后壁了。

　　阑门穴腹腔后壁层的操作手法，以点按、振颤和拨理为主。首先，通过点按，将手法深透至脏腑层与腹后壁之间的位置，然后，或按而留之，持续点按，或维持这一层面施以振颤，或触摸寻找其局部结聚黏滞区进行拨理。在后壁层施用手法时，由于阑门之下是腹主动脉及后壁，腹主动脉常常会被压紧或压闭，对于强壮者，如此操作，清热化瘀效果显著，可令其感觉舒适。而对于虚弱者或腹内压过高者，会有气机上冲或上腹胀痛感，会导致患者下意识地收缩腹肌以抵抗。因此，对于阑门穴后壁层，脏腑按摩时还可运用间接刺激的手法，即从两旁的关门穴、太乙穴、滑肉门穴入手，斜向正中线阑门穴正后方施力，从较松软的腹外侧点按深入，力达阑门穴正后方脏腑层与腹后壁之间，这样就避开了对腹主动脉的直接按压，此后再行振颤、拨理之法即可。所以，按摩的手法，包括看似直接的点按手法，也有着间接作用，有着"农村包围城市"式的技巧，其关键在于力之所向、力之所达、力之所止、力之所留。这一类技巧有很多，如何配合呼吸，如何提高振颤的积蓄力，如何配伍其他穴位以引导气机，这都是手法技巧中的精髓，需要细细体会。

在这一章，简明扼要地把阑门穴操作的层次与手法区分了一下，作为一个枢机点，它的确很重要，对于它的按摩手法也是多样的，我们还会在后文中探讨多种具体疾病（包括神志病和血脉病）时谈到它。在这里，我只想说，阑门穴，源于《黄帝内经》《难经》，其应用，是中医按摩调枢、致和理论在不断发展与成熟过程中的一个创新，是中医学理论指导实践的一个典型。

第8章 心下，结胸

病发于阳，而反下之，热入因作结胸；病发于阴，而反下
之，因作痞也。所以成结胸者，以下之太早故也。结胸者，项亦
强，如柔痉状，下之则和，宜大陷胸丸。（第 131 条）

——《伤寒论》

《伤寒论》中论及太阳蓄血证与热入血室证时，用"不结胸"或"非
结胸"这样的语句来与结胸相区别，可见，在出现腹部的硬、结、急、
痛、满等症状的时候，结胸是一个重要的病证。要辨清结胸的具体病候特
征，首先我们要搞清楚，什么是心下。

心下是伤寒腹诊的一个特有概念，从形态结构定位上来说，是指心之
下，膈膜以下的胃脘区。所以，腹诊中有心下属胃的说法。但心下绝不仅
仅是指胃的解剖学位置。我们说，中医的形体观是功能性的，并不特指解
剖学上的某一具体脏器。心下亦是如此，它所指的是膈膜以下、大腹以
上、躯干中央的那个区域。中医同样认为心居于胸廓之中，心下这个部位
正好在心之下，所以称为心下。心下是中焦的一部分，与属脾的大腹也就
是脐周区域，一起协调着全身上下气机的升降和表里营卫气血的出入。吸
则肝肾，呼则心肺，而脾胃斡旋其中，就是这个道理。心下与大腹，正如
我们对于阑门穴、脾与小肠的分析一样，大腹这个腹区主要起到对精微

物质的吸收、转运以及分清别浊的作用。而心下，对于气机的转枢更为重要。除了受纳水谷，将食物进一步运化至腐熟外，心下又上承心肺，左右合于足少阳胆经，并于胸胁与厥阴经相连，其后是足之少阴经与足之太阳经，可以说是"中""中"之中。所以在以"和"为本，求调枢以致和，执中以驭全的治疗体系中，心下是一个要冲。

如上文所说，我们经常忽略小肠的作用，对于膈，我们也常常不以为意，认为其不过是中、上焦的一个分界，呼吸系统的一个动力结构罢了。其实，膈在中医学中远不只是一块肌肉那么简单，且不说传说中的那个膏肓就在膈膜之间，膈类似咱们说的心下，这是就经脉走行而言的，膈是十二经中除背部的足太阳经外，十一条经脉皆穿行的部位。膈可形成宫墙，固护心肺君相，又可互通信息，连接周边，保证上下通畅。可以说，膈与带脉一同，横环身周，带脉约束诸经，在中下，主气血溢蓄出入；而膈在上，入里，总括诸脏，连于心。心下这个腹诊区，正是以膈为分界的，这里是一个立体结构，亦是上通下联，左右互通的。也正因如此，作为一个要冲、枢纽，心下畅达则心安气顺，但若感邪或内伤饮食情志，这里也是最易壅滞的地方。《伤寒论》对于心下的腹诊在诸腹诊中论述最多，结胸是其中病证较重甚至可以说是危重的一类。这里说的胸，也并非解剖学意义上胸廓的那个胸，而是以心下为中心，包括膈上、膈下甚至连及下腹的广泛区域。

那么什么是结胸呢？在伤寒体系中，结胸就是指邪气与胸膈脘腹的痰水相结而引发的一系列证候。这里的邪气，主要是因外感的六淫或疫、疠、瘟、瘴之邪不解，入里化热而成；或因失治误治致邪气内陷而成；或是指患者体内素有的痰湿、瘀血等。所以，结胸又可以理解为内外之邪或内在邪气之间相互搏结的一种病理状态。

根据外邪的性质，结胸可分为热实结胸和寒实结胸，热实结胸又分为大结胸和小结胸。大结胸是热与水结，其所结范围广，可以是胸膈，也可以是心下，甚可以延及下腹。因为热与水结在胸膈脘腹，所以大结胸分为上、中、下三部。《伤寒论》中说："病发于阳，而反下之，热入因作结胸；病发于阴，而反下之，因作痞也。所以成结胸者，以下之太早故也。结胸者，项亦强，如柔痉状，下之则和，宜大陷胸丸。"（第 131 条）此证的病机为外邪入里，与胸间水饮相搏结，突出的特点是在上，并且会出现柔痉状。水热互结于胸廓之内，故按之痛，喘咳、烦躁或气短之症应该也是有的。所以大结胸，在上者主症是胸痛、柔痉状，柔痉状即头项痉挛，是指头项腰脊强硬、牵引收缩反张之象，有汗者为柔痉，无汗者为刚痉。这样的症状，在临床按摩中并不多见，治疗手法亦有所不及。

　　回忆起来，我在学习按摩之初，老师王友仁先生曾处理过一位腰痛突作的患者，其症状颇似热结在上。那是一位中年女性，年纪五十上下，因腰椎间盘突出症入院治疗。当日，她在住院部起床时突发腰痛，剧痛不可按，卧于病床之上呼痛不止，烦躁不安。请王老来看，只见患者平卧在床，仰头挺胸、抬腹，四肢紧张，口中呼痛却喘息气短，拒绝移动或翻身。我们这些学生和年轻的大夫都有点儿不知所措。王老却很镇定，让我轻扶患者双腿，让其屈膝屈髋，然后王老在患者腹部做拿提法，反复操作，并与患者交谈，询问病情。数分钟后，患者安静下来，呼吸均匀了，也能自己调整身体姿势了。这时，旁边一位病友往她头下塞了一个枕头，我这才发现，她没有垫枕。王老这一拿腹，既为患者开胸利膈，通畅上焦以平喘、除烦、解痉，又可松解其腰背肌肉、筋脉以缓解腰痛，一法多效。这成为我院手法治疗的经典案例。

　　我也曾接诊过一位腰椎间盘突出急性发作的患者，其因疼痛剧烈，饮白酒二两来止痛，饮酒后却引发剧痛而致抽搐，遂夜间来急诊。当时患者亦是无法垫枕，头项强直，抬头昂颌，挺胸凸腹，且不时抽搐，亦是柔痉之状，故东施效颦，我运用王老的拿腹并弹筋诸法，但未显效，患者家属担心患者这个样子是脑血管问题所致，转院到附近的综合医院，第二日便做了腰椎间盘手术，术后恢复尚佳，此后，该患者也一直在我院康复按摩。大结胸多见于胸膜炎、感染性肺炎、心肌病所致的胸痛，状如柔痉的情况，此证在临床按摩中极少见到。

　　大结胸的第二种情况是如《伤寒论》中所说："头痛发热，微盗汗出，而反恶寒者，表未解也。医反下之，动数变迟，膈内拒痛，胃中空虚，客气动膈，短气躁烦，心中懊憹，阳气内陷，心下因硬，则为结胸，大陷胸汤主之。"（第 134 条）这里的水热互结是在心下，所以腹诊症见心下硬、胸膈痛、心中懊憹。病机为误用下法后，胃气受伤，中阳不振，邪气乘虚入里，水热结于膈下，故痛剧而拒按。动膈冲胸，必然会有烦躁、心中懊烦之症。结聚不去，阻塞气道，壅滞中焦，故心下硬满而痛。结合《伤寒论》中提到的"结胸热实，脉沉而紧，心下痛，按之石硬者，大陷胸汤主之"（第 135 条）可知，脉沉紧、心下痛、按之石硬是结胸的三大症。心下硬，是重于心下满或心下痞的一个腹征。在触诊时，我们能触摸到患者剑突下至脐上腹肌的紧张感和以腹直肌为主的肌肉收缩感和紧绷感，肌肉轮廓清晰，所以说其硬如石。我们向腹内按压时有被阻挡之感，一是硬实的腹肌在阻挡，二是患者因疼痛拒按而阻挡，因此，几乎不能很好地进行腹腔内循按。有时，患者会有明显的反跳痛，这时的腹硬和拒按就更明显了。当出现腹硬如板和反跳痛之症时，就是一个典型的腹膜刺激征了。

大结胸的第三种情况就是水热互结于下，《伤寒论》中说："太阳病，重发汗而复下之，不大便五六日，舌上燥而渴，日晡所小有潮热，从心下至少腹硬满而痛，不可近者，大陷胸汤主之。"（第 137 条）此证的腹征是从心下至小腹皆硬满而实，痛不可近，腹膜刺激征更为突出。大结胸的中下部症候，目前临床按摩已无所见，一般有这样的急腹症，如胃穿孔、机械性肠梗阻、急性胰腺炎等，分诊时就会到相关科室去治疗。当然，这些急症也不是我们按摩就能治疗的。我们说，按摩是和法，是平补平泻的，是以调枢机、和阴阳为宗旨的行外达内的治法。但其通、泻、清、消、补的单一效能是不足的，所以那些需要汗、吐、下等法来急通救逆的疾病，非和法可以缓治，应及时应用最适宜的技术，如用汤药、针刺或手术等。各个治法都有各自的适应证，治病时必须择其能者用之。但我们一定要熟悉大结胸的腹诊特征，以便临床鉴别，不可耽误病情。

在这里，顺便讲一个真实的故事，帮助我们对结胸证有更深的认识。一位患者跟我谈起了她的父亲。老人家 76 岁了，一直住在海南。有几天，老人家总是说肚子痛，也不爱吃饭。她打去电话询问病情，老人家说就是肚子胀，有时挺痛的，但一会儿就过去了，并且一周没大便了。她一听，马上催促母亲带父亲去看病。可是两位老人家图省事，就自己到药店买了一些泻下之药，服药后，可就出事了。老人家的大便没有泻下来，肚子却痛得不行，并且肚皮绷得紧紧的，不让摸。后来泻出了一点儿清水，老人家就晕厥了。救护车送其到医院后，诊断为肠梗阻，幸亏送去得及时，否则就有生命危险了。

首先，此案例腹部的板状结硬和不可按是典型的急腹症，若是专业人士，也一定能引出反跳痛。再者，这正是《伤寒论》在结胸证中强调的"结胸证，其脉浮大者，不可下，下之则死"（第 132 条）。这里的"脉浮大"，是指里气已虚，邪实虽聚但尚未结实，若大下，必先伤正气，邪若未去而正气大伤，必致阴阳离决。所以对于正气内虚又有水热互结的患者，用下法也是要慎重的。

这位老人，开始时必有心下硬、腹胀满、疼痛拒按之症，但因为其年高体衰，这种邪正相争的态势并不显著，所以病况显得时轻时重。此时若到医院检查，腹部触诊，见有腹满不减、肠鸣音消失，即可确诊，或经查 B 超，更可确诊。但其却误用泻药，泻药会推动肠道蠕动，增高腹内压，极易造成肠穿孔。这个病例虽非按摩临床可及，却足见仲景先师辨证之精微。

第9章 小结胸，心下满，按之痛

小结胸病，正在心下，按之则痛，脉浮滑者，小陷胸汤主之。（第 138 条）

——《伤寒论》

水热结于胸膈脘腹的大结胸，在临床按摩中是少见的，颈项强直，喘促，短气烦躁，或心下脘腹硬满而痛、不可近等症状，属于临床急症，我们会运用那些泻实、通脉力较强的治疗手段来治疗。而小结胸，也就是痰热结于心下、病势较为和缓的一类热实结胸证，在临床按摩中却是常会遇到的。

小结胸同样是由外邪入里化热，热与心下痰水互结，局限于心下的一类病证。《伤寒论》中说："小结胸病，正在心下，按之则痛，脉浮滑者，小陷胸汤主之。"（第 138 条）与大结胸的水热互结、分布广泛不同，小结胸由于所受之邪较轻，邪气与痰互结于上腹部，无上下延展，病势虽急，却较表浅，但发病一般也是呈急性或亚急性，症状表现明显。且因心下位于躯干中央，调控周身气机，络连肺、心、肝、胆、脾诸脏，所以小结胸之病位虽仅在心下，临床症状却也是变化多样的。

从腹诊特征来看，小结胸主要表现为心下满，按之痛。症在心下，痰热互结于心下，有痰有热有结，心下必胀满。因其势较缓，所以没有大结胸那样的心下硬，甚至连及胸胁脘腹。加之病位表浅，故而这种"满"，以心下上腹部的表层和中层的膨胀饱满为主，触诊时可以感觉到患者上腹部整体向上隆起，皮肤及皮下组织张力略高，按之应手却无明显的肌紧张感和肌收缩感，且由于这种"满"是弥漫性的，较浅，所以没有丘状的隆起或深层的紧缩感。而在类似热入血室的胸胁下满的"满"中，我们可以感受到来自躯干中轴的满实感。这是气分、血分、表层、下层不同腹满的细微区别。当然，痰热互结证必有气机阻滞，不通则痛，故压痛是另一主症。小结胸以压痛为主，亦可表现为上腹隐痛或时自痛，只是压痛必有，且明显拒按。另外，从临床来看，此种心下满几乎都伴有痞的症状，《伤寒论》将发于阳者归为结胸，发于阴者归为痞，二者在成因、腹诊特征上有所区别，但小结胸似乎介于二者之间，所以也常常痞满同论。当然，痞是局部形成特殊形态的腹诊体征，是可以加以区别的特定腹征，其性属气聚，下面将做详细分析。而在临床中，若小结胸之邪热不甚，且心下痰水分流时，也可表现为痞状；而心下素有痞结，加之痰湿水饮停阻中焦，又恰逢邪热入里，也可以形成痰热互结之小结胸。这里痞满同称，既是说明满与痞在一定条件下是可以互相转化的，又表明这样的满与痞是患者的自觉症状，是患者能感受到的一种上腹阻塞不通、满闷不展的症状。

临床按摩中类似伤寒小结胸的病证其实是很常见的，西医所说的急性胃肠炎、急性胆囊炎、急性肋软骨炎、急性乳腺炎等症见心下满并有压痛的病证，我们都可以参照小结胸的治法来治疗。《伤寒论》绝不仅仅是研究外感的书，外感只是引子。如小结胸这样的心下痰热互结之证，即使并无外感，在中焦痰饮内停的情况下，若有饮食不节、起居失常或情志内伤，内在邪热与原有之痰互结，也有可能发病，这样，小结胸就不单是外感证而是里证了。小王就是这么一位患者。

小王，30 岁，当日下午来诊，来时精神萎靡，语音无力，自述其来诊前一日家庭聚会，食用辛辣的羊肉火锅，且饮用了少许白酒。至夜间，突发上腹部疼痛、胀满，有吐意和便意，却未吐，大便有急迫感，却未便出。来诊当日早晨，他腹胀更剧，食少许米粥后呕吐，大便三次，亦不爽。当日中午无食欲，少食面汤后腹胀如鼓。他脉象弦滑，触其上腹胃脘，可感皮温略高，皮肤湿滑，上腹部膨隆，有胀气感，但轻压反弹不甚。他剑突至脐上阑门处均有压痛，两肋较松柔，无压痛。他几乎三餐未食，却上腹饱满，如内有饮食一般，但未触及硬结、积块或肌紧张感。问他有无外感，他说聚会后一直在家，虽是冬季，家中却十分温暖，未受寒。综合来看，小王所患的就是一个小结胸证，他体形略胖，平素必有痰湿，由他腹部皮肤湿滑而热亦可知湿热在里，加之食用辛辣的火锅和温热的羊肉，复又饮酒，食量也必大，如此便邪热内滞于心下胃脘之中，不得腐熟消化。及至夜间，停食与痰湿互搏，脾胃运化之功又极弱，故病发。客气犯胃必呕，腑气不通则先有里急后重，而后下利不爽。这其实就是一个由饮食不节而致的急性胃肠炎，按摩是可以治疗的。

既然辨为小结胸，且结在胃脘，治疗上就应以清热通腑为主。小王的主要腹征是心下痞满，因此，应当从外开结，先去痰热互结之势，结开则易于分流清散邪气。所用手法就是在心下区使用拿法和捏捻法。拿法是向外、向上的手法，此时如患者拒按，即按之痛，不可按，应反向用之，反者道之动，故反向操作，同样有开心下、利脘腹的作用，可促进胃肠蠕动。而捏捻法，是将心下正中线上之皮肤及皮下脂肪捏于拇指与四指之间，再行纵向的相对捻动。这一手法患者痛感较剧烈，但可开邪热外透之通路。小结胸病位较浅，浅者从皮肤腠理可达之，这就是一种开达清散的方法。最初的几次操作，患者痛感较强烈，可以循序渐进，反复操作几次后，随着气机的畅通，其痛感也就不那么严重了。再者，弹拨背部脾俞、胃俞、肝俞、胆俞各背俞穴区，也可起到开结透邪的作用，刺激需大些。上述操作后，患者的症状应明显减轻，然后再对大腹、侧腹的脏腑进行按揉并对足三里、阑门、天枢等穴进行点按，就可以了。小王经这一次的治疗后，精神明显好转，自言感觉身体轻松不少，腹胀消失，第二日自诉好转八成，可以进食了。这样按摩的疗效不弱于用药，治疗关键在于辨证的准确，若无小结胸之病机分析，单纯揉腹点穴，未必速见其效。

心下这个部位，在大腹之上、胸膈之下、左右胁肋之间，因此，其所涉及的病候也是十分广泛的，比如胆囊的炎症，也常常在发作时症见心下的胀满疼痛和痞塞不通，再比如慢性胆囊炎急性发作、胆石症引发的胆囊炎而无嵌顿、胆囊息肉引起的炎症反应等，均可有心下之症，这些疾病在现代临床是很常见的。胆囊的这种炎症，在中医里被称为胆胀，主要腹征就是胀满。这种胀满并非现代解剖学认识的那样：胀满疼痛在右肋下。这种胀满大多是出现在心下这个区域，即剑突下胃脘部深面，压痛也在这个部位，包括我们熟悉的胆囊点，也并非在右肋下，而是在腹直肌的外缘，属心下。这种胀满疼痛不是局限的，一般在整个心下，包括左侧也会有相应的不适感。

另外，胆囊炎发作的患者常常会用"掖着痛"来描述这种心下满的症状。这是一种像在腹背之间塞了一大团棉花的感觉，并且延及后背，即心下的背侧面。单纯从腹诊这个名词的角度来看，心下满似乎与热入血室的胸胁下满相类似，但结合这样的"掖痛"感和明显的压痛感，以及诸如神志病等兼症，鉴别二者还是很容易的。这里要指出的是，临床按摩中所见的胆囊疾病，是以慢性炎症、胆石症缓解期、胆囊息肉等为主，如果出现胆石嵌顿、胆绞痛剧烈或急性黄疸的症状，那就不是单靠按摩能治疗的了，也就不属于小结胸证了，而要根据病情按大结胸、腑实证或黄疸来治疗。

张女士就是这样一位患者，大清早就来门诊，自述前一日由于加班，晚饭吃得较晚些，也吃得急了些，结果凌晨胆囊炎就发作了，症见胃胀、"掖着痛"、后背胀。这是一位 40 岁的女性，患胆囊炎已有七八年了，疾病一发作，她就吃些消炎利胆的药物，后来知道按摩也可以治疗胆囊炎，就时不时地来我们这里治疗。我检查她腹部，的确胀满感很明显，她早晨没有吃东西，腹部却很饱满，皮温正常，也没有紧绷感和肌肉收缩感。我轻轻按压上脘，她就呼痛并说里面痛，且牵连着后背也痛。胆囊点压痛，无反跳痛。我轻轻地叩击一下她的右侧肋弓，通过隔掌叩，引出一阵较强烈的刺痛。正如患者自己所言，这就是一个慢性胆囊炎的急性发作，患者也久病成医了。我一边给她治疗一边问她，是不是喝了酒或者吃了油腻的东西。她不好意思地笑了，说，昨天加班，同事们一起订的炸鸡和汉堡，好久没吃这些东西了，当时又饿，所以吃得多了点儿。胆囊疾病最怕饮食不规律和饮食油腻，真的是稍不注意就会发作。

治疗上，既然辨为小结胸证，治疗同样以开结、顺气为主，加之利胆清热，分走中焦痰湿。主要手法有三个，一是提拿肋弓，将胁肋区皮肤和皮下组织尽量全而满地拿起并上提，自剑突至浮肋反复操作。患者腹部两侧分别施术，切不可只做右侧。这里有一个技巧，将患者胁肋区皮肤和皮下组织提拿起来后，要适当做几个晃抖手法，这样就可以将力道传导到肋弓的深面，而不仅仅是停留在手下的皮肤脂肪中。二是点按阑门，这是个很好的通腑手法，配合患者呼吸，有节奏地起落按压。胆囊炎发作多与饮食停滞有关，故通胃腑、导食积、顺心下是治疗要点。三是在背部胆囊反射区，也就是肝俞、胆俞、脾俞、胃俞所在的区域进行较为有力的弹拨以开筋解痉。以这三法为主，再辅以揉腹，点按天枢穴、足三里穴、阳陵泉穴，治疗就基本完成了。对于这样不严重的胆囊炎发作，一次治疗加上一周左右清淡饮食调养，就可以了。

一说起小结胸，一提起痰热互结，大多数人会觉得，这就是一个内科病。其实，心下连于胁肋胸骨，有一些以疼痛为主、看似伤科软组织损伤的疾病，从心下结胸来论治，只要辨证准确，疗效也是很好的。

老齐就是这么一个例子。老同志73岁了，脾气还挺大的，来诊前一周和女儿、儿子闹矛盾，大吵了一架。吵完就觉得胃痛、胃胀，食欲不佳，想着是生气所致，过两天就好了。可是，过了两天，胃痛似乎好了，还是有点儿胃胀的症状，食欲也恢复了不少，但两边肋骨和前胸疼痛，有时转身、咳嗽或大笑时也会引发疼痛，而且是窜痛，一会儿在左边，一会儿在右边，一会儿在前胸。儿女带她去医院查了个遍，也没发现身体有什么大问题。医生说，可能是肋软骨炎，建议做理疗，于是老齐来找我治疗。我检查她的腹部，有一个特殊的腹征，即在两侧腹直肌与肋弓连接处，形成了一个极松软的条索样结节，结聚得不紧实，很松，却形成了轮廓，两边各一个，像是在心下的两个枝杈，而患者其他部位却相对松软平坦。这是腹诊中的心下支结，是与气机郁滞相关的一个典型腹征。但此时，老齐表现出的却是内热与痰湿互结的症状，经询问，她窜痛的部位就在剑突和剑突向两侧延展的肋骨处，但我们触压时却引不出肋软骨炎常有的刺痛，也未找到明确的痛点。用她的说法，没有哪一个点痛，窜来窜去，全痛。而当我按压她的下脘和中脘时，她却呼痛并明显在躲避，患者说，一开始就是这里痛，像吃多了辣椒似的又痛又胀又紧。

尽管她的症状很像肋软骨炎，但我从病史和症在心下、按之痛的症状，腹诊辨证为小结胸证。老齐就是因气而生内热，致气机紊乱，中焦失畅而胃痛不欲食，而后内热与其素有的痰湿互结于心下，发为疼痛，便形成小结胸。因此，老齐心下满痞不显而有支结，她的胸痛，也不是真正的胸骨疼痛，更不是心脏疾病所致的压榨性疼痛，而是痰热相结、客气动膈后的胸膈不畅向两边漫延，为胸膈紧张堵塞所致。

所以在治疗上，我们应以开心下热结、利胸膈为主。首先，针对心下的支结，运用推理、提拿等手法集中在这两个支结的条索状区治疗，使局部松软平复。其实，老齐这个心下支结并不严重，有形却不甚硬，很快就消失了。然后，我们可沿膈肌平面做推法，如分理胸胁、分推肋弓、横捏背部膈俞平面等。最重要的是，在胸膈平面操作时，我们要适当让患者做一些上肢的伸展运动，如我们可以在操作右侧胁肋时，随着点按或推理等手法的进行，另一只手牵引患者腕部，做肩关节的外展、内收、上举、下落的环形运动，与胁肋的手法形成合力，以上肢引动胸廓变化，带动胸膈运动并配合外在手法。在背部横捏膈俞平面时让患者做几个深呼吸，在呼气时横向捏移，形成合力。最后，施以拿提腹肌，点按阑门穴、天枢穴等通腑手法就可以了。这样治疗了两三次，老齐的胸胁痛、胃脘胀的症状就消失了。所以，有些看似软组织损伤的疾病，如果我们深入了解其病史、病程，可能会从内科的辨证得出新的结论，若辨证得当，治疗就水到渠成。

当然，也不是所有的小结胸证都是可以用按摩手法治疗的，曾有一个患者夜间来诊，主诉胃痛剧烈，我检查其心下，满胀如鼓，压痛明显，虽无反跳痛，却拒按。一问方知，她当天吃了好几个柿子。我赶紧让她去做B超检查，果见胃中结石。这种病证就不是按摩手法可以治疗的了。

第 10 章　寒实结胸

寒实结胸，无热证者，与三物小陷胸汤。（第 141 条）

　　　　　　　　　　　　　　　　　　——《伤寒论》

　　结胸，有热实结胸，如大结胸和小结胸，也有寒实结胸。也就是在以心下为中心的胸膈脘腹处，寒与水互结而成的，以心下硬、满或痛而拒按或按之痛的一类证候。不似对热实结胸的反复阐述，《伤寒论》全书关于寒实结胸的论述仅此一条，用以区分水结于里的寒热不同。

　　寒实结胸是寒邪与胸膈心下之浊痰水湿相结而成的，故无热象。但既然是实结，重则心下硬满而痛，痛不可近，轻则心下痞满而滞，按之痛。寒性收引，寒性伤阳，故此时胸中阳气或被伤或被郁，患者除硬痛之外，也多会有胸闷、心悸、气短、咳喘、脘腹胀满、大便秘结等寒痰阻滞的实证之象。

　　寒实结胸，按摩临床中亦少见，我本人也极少遇见，本无什么经验，但曾有一例糖尿病酮症酸中毒的患者来就诊，当时诊断的就是寒实结胸证，按摩作为辅助治疗方法，有一定的成效，故在此介绍一下。

　　患者是一位《伤寒论》中常说的"强人"，体格健壮，身高一米八左右，虽然已经 64 岁了，却肌肉发达如同青年。他是一位健身爱好者，登山、冬泳、篮球、自行车越野，样样都行。可是他有糖尿病的家族史，兄弟姐妹中有多人都患有这种病，他也没能幸免，已经患病十余年了。由于他爱好运动，迷信运动降糖，从不服用降糖药，也拒绝过多的检查，只是一味加强运动。那年冬季特别冷，他和一些冬泳爱好者会专门找特别冷的时候去游泳，还上了电视台节目，他十分兴奋。可是一次冬泳回来后，他就感冒了，自己熬了些姜汤，想着跟以前伤风感冒一样，很快就会好起来。可是没想到，当晚他就感觉心慌、胸闷、呕吐、眩晕，等他女儿把救护车叫来，他已经昏迷了。到医院一查，血糖极高，并发酮症酸中毒，立刻进行抢救。亏得他体质尚强，经纠酸、调整电解质并降糖治疗后，他醒了过来。医生说，现代医疗条件下，血糖这么高，甚至发为酮症酸中毒的病例还真不多见了。

他的这次发病也与过度运动有关，过度运动会促进体内糖代谢，进而出现代谢失常的症状，如果不是他这么多年坚持不用药，以及近期过度运动，病情不会发展成这样，甚至危及生命。我们都知道，糖尿病患者一定要运动。运动不但可以加速糖代谢，也会增强胰岛功能，提高靶细胞的敏感性。但是过犹不及，过度运动就是一种伤害了。因为在运动过程中身体会因为过多的能量需求而调动肌肉和内脏内的脂肪转化，提高葡萄糖的生成和转运，使身体血糖急剧升高，进而引发类似酮症酸中毒这样的急危病症。

患者入院后一直用输液的方式治疗酮症酸中毒及相应继发症。可是他出现了一个特别棘手的症状，即严重的呃逆。他几乎一整天都呃逆不止，平均 1 秒 1 ~ 2 个，影响了正常睡眠和用药，医院的医生也使用了多种治疗方法，仍没能帮他止住呃逆。第 3 天，家属想起了我，想让我看看。

这位患者呃逆的声音感觉像是从胸腔发出的（膈肌的）冲击声，全身无力，腹肌却因呃逆而紧绷，表情痛苦不堪。我首先确定，这是一个寒证，且属本虚标实的寒实证，因寒而发，且此寒邪因患者冬季过度运动而早已聚于体内。加之抢救和现行的治疗都离不开输液，而所输之液，从中医角度而言，亦是寒凉之品。这样寒邪必凝结在胸膈之下，寒性收引，易致痉挛，加之寒邪与体内寒饮相结，中阳被遏，阴阳互搏，就会出现前文结胸所言的客气动膈、气上冲胸的症状。所以我的判断是，他的这种呃逆虽仅是目前的一个兼症，但属寒实结胸，病在心下，动在膈肌。

对于纠正酮症酸中毒，我们按摩可能没什么办法，但对于这种寒结动膈的现象，我们却可以在治疗上助其一臂之力。于是，我采用了几个方法。第一，我让患者靠背坐起来，因为在膈肌痉挛的时候，如果处于仰卧位，膈肌会有一个自然上移的趋势，不易止痉。然后，我用双手从后环至患者腹前，从剑突至腋中线，分别向两侧抓捏起皮肤和皮下软组织，一边抓捏，一边向外提拉，一边做相对地捻动，这样反复操作了四五遍后，改由从第七胸椎向两边至腋中线施以同样的手法；第二，我将患者不输液的手高高抬起至最高处，尽力展开其胸廓，然后让患者连续做了四五个用力咳嗽的动作，这时指挥患者，在两次呃逆之间，最好是在下次呃逆发出之前的瞬间顿咳出声；第三，我在他的肝胆俞区和大包穴区施以搓擦法，直至局部发红透热为止；第四，我用弹拨等强刺激的手法在公孙穴处反复操作了 3 ~ 5 次。

经这样的治疗后，患者的呃逆明显缓解，虽未停止，声音却小了很多，间隔时间也长了很多，患者的状态也好些了。我告诉患者的家属，找几块可以自发热的膏药，贴在大包穴、膈俞穴和剑突下。第二天，患者家属告知我，昨晚呃逆就停止了，患者睡了一个好觉。因为不能总到他那里治疗，于是我告知他的家属，患者要注意保暖，输液时可适当热敷。如果呃逆发作，给他弹弹公孙穴、搓搓腋下、捏捏肋弓。后来，患者的呃逆也发作过两三回，但症状都很轻，家属自己进行处理，也可有所好转。当然，患者病情的好转与酮症酸中毒的治疗和其身体渐趋康复有关，从这个病例也可以看出，结者开之，寒者温之，手法和运其中，也有缓解急症之效。

第11章 有形无形的痞

痞则内觉痞闷，而外无胀急之形者，是痞也。有中气虚弱，不能
运化精微为痞者；有饮食痰积，不能施化为痞者；有湿热太甚为痞者。

——《丹溪心法》

我们在说结胸成因时曾提到，《伤寒论》里特别指出：病发于阳，而
反下之，应作结胸，病发于阴，而反下之，应作痞也。这里有一个关于结
胸与痞的鉴别，那么，什么是痞呢？这个在《伤寒论》中反复出现的腹诊
体征，有什么临床意义，又该如何去触诊呢？

古汉语中，"痞"通"否"，最早应是一个哲学概念，否卦是《周易》
六十四卦之一，表明的是一种阴阳相背、天地不交的壅塞状态，上下不通，
气机隔闭，正与天地相交的泰卦相反。《黄帝内经》将"痞"这一概念引入
中医学，但主要用以论述满闷、气结不畅的感觉，如痞痛、痞满、痞肿、
痞坚等。虽然《黄帝内经》中没有对痞的具体病因病机和形态作出完整的
论述，仅是将其作为一个兼症和体征，无具体治疗方法。但从描述中我们
可以看到，《黄帝内经》遵循着痞的本意，用痞来描述气机闭结、上下不
通的状态，这是对气的病理变化的生动而哲学的表达。而《伤寒论》则将
痞作为一个重要的腹诊体征和自觉症状，在多种病证中详加论述，对其形
成的病因病机、腹诊特点和治疗之法均进行了全面的分析，所涉及的处方

有 10 多个，使之成为重要的中医学名词和特定病证。《伤寒论》中对于痞的提法亦颇多，如心下痞、心中痞、胁下痞、少腹肿痞、胁下痞硬、胸中痞硬等，可以说，在主要的腹诊区腹诊时都会涉及这个腹征。就其基本性质而言，《伤寒论》亦是将痞作为气机结聚不通、上下流转失利的一种气机紊乱闭结的病理状态。如"但以胃中虚，客气上逆"（第 158 条）及《金匮要略》第九篇所述"胸痹心中痞，留气结在胸"等，就是将痞与气相联系的。因此，结合否卦的原始卦义和我们曾经讨论过的膈的隔通上下的作用，加之《伤寒论》中痞出现最多的部位都在膈之上下，如胸中、胁下、心下、心中等，可以看出，痞的气机失调的概念是从膈之上下，上焦、中焦气机的功能特点得出的，而后推而广之至整个腹诊分区。上焦—膈—中焦—下焦这一结构是气机升降的重要通路，其中膈是要冲。在此处出现的气滞不通、聚而成团之证，称为痞。因此，我个人认为，痞是一个以气滞为主的、性质属气的结聚区，气无形，但结聚后却可触及，故它应该是介乎有形与无形之间的一种可变状态，进而成为一个特定证候。如按之濡、痞硬、痞坚、痞满、素有痞等都是对其形态质地和触诊感觉的细致描述。

后世医家对痞的认识也是以此为主线的，如巢元方认为，"诸痞者，荣卫不和，阴阳隔绝，腑脏痞塞而不宣通，故谓之痞"，这里引入了热痞的概念，丰富了痞的内涵。《千金方》中也记载着一些治疗妇人产后心中痞、虚人外感后中焦痞的方剂，均是针对无形之气痞的。如《脾胃论》所云："胃既伤，则饮食不化，口不知味，四肢倦困，心腹痞满。"认为痞的主要病机是脾胃升降功能失调。元代朱丹溪认为"阳常有余，阴常不足"，而对于痞则提到了其与胀满的不同之处，《丹溪心法》云："痞则内觉痞闷，而外无胀急之形者，是痞也。有中气虚弱，不能运化精微为痞者；有饮食痰积，不能施化为痞者；有湿热太甚为痞者。"这里提出了无形之痰痞的病机。

可见，历代医家对于痞的认识，以无形之气为体的观念是主流，并且传承了下来。另外，还有观点认为，痞是有形的积块，如《难经》就有"脾之积，名曰痞气"之说，而积是有形之体。且在此书中详细论述了积、聚各自的成因和形态："故积者五脏所生，聚者六腑所成也。积者阴气也，其始发有常处，其痛不离其部，上下有所终始，左右有所穷处。聚者阳气也，其始发无根本，上下无所留止，其痛无常处，谓之聚。"此后，痞常与积、聚、癥、瘕、结等名词合用或相替代使用，用以描述腹内积聚而成的有形或无形的病理产物。我个人在理论思考和临床运用中，仍是将痞作为无形之气结来认识和治疗的。

痞既是临床症状与体征，又是一个证名，后世更是将痞与满相合，将胃部症见阻塞不通、胀满嘈杂、气机不畅的一类病证统称为"痞满病"。可见，随着中医学的发展，痞的内涵有了一定的延展，但其基本含义与腹诊特征是不变的。《伤寒论》中的痞证，是由失治、误治损伤脾胃，邪热自外内陷而成的，病变多与脾胃有关，故诊痞切按的主要部位是心下。在此基础上，各代医家明确了痞的基本性质是气滞，证候依体质与治疗的情况有寒、热、虚、实、寒热错杂、虚实夹杂的不同。各经、各脏腑均可因气机停滞和功能紊乱而出现痞证，这也大大扩展了痞的腹诊范围。

痞既是气的结聚，留滞成团，又无痰饮、水液、瘀血等有形之病理产物结于其中。故在触诊时，痞是介于有形与无形之间的、有局限性的气聚，以手触之，可感到局部皮肤的张力变化，有迹可循。同时，气无形，又善于变化，且不易察觉，这样的特殊性使痞成为一个具有特殊意义和触感的腹诊证候。

因此，我们必须对痞做一个细致的触诊描述，从腹诊的角度而言，痞首先是一个腹部症状，患者自觉体内有团块般的堵塞感，影响呼吸、消化，并伴有胀、闷、结聚不舒等气机运行受阻滞的症状。其次，痞是一个明显的腹部体征，痞的触诊特点是按之濡软，胀滞不痛，压挤之或有气窜感，指下如软囊，浮于腹内，推之可移，随手浮沉，细揣深按则可感觉其有根。这不同于满的广泛的膨胀紧绷感，痞如软囊，其形如卵且有边界、有轮廓，挤压后可发生形变。而满是无形的，在触诊时表现为表面皮肤和肌肉的张力升高且有鼓胀感，与其他组织如骨骼、肌肉、筋膜相连处有明显的紧绷感和牵连感。

同时，痞仍为气机运行不畅所致的气的结聚，其性质仍是"气"，尚未形成如癥积那样有形的病理产物，故其硬度低，形状在触压下可以移动、变形。而癥积等有形的结聚，轮廓分明，形状固定，一般难以推移，且触诊时大多会有压痛或自发痛。因此，痞的触诊部位主要在腹腔内的中上部，触压时应轻按慢循，仔细辨别，如果用力太大或触之过深，痞易变形或漂移导致难以感知。

另外，由于痞是脏腑气机失调而成的气性团块，它必然与相应的经脉、脏腑有着一定的联系，这就是痞根。因此，在触诊时，一旦触及痞，就应轻推慢循，通过其运动范围和变形方向判断其根结的大致位置，为下一步治疗做准备。

因痞的性质属于气滞，故其在腹诊中时隐时现、形状多变、浮沉无序，腹诊时要仔细分辨。同时也要与患者腹腔内脏器的固有形态及其宿食宿便相区别。腹内脏器如可触及，皆有固定的位置与形态轮廓，其质地多柔软，却韧而有弹性，这与痞的形状多变、边界极软而稍压即变、不易捕捉是不同的。另外，胃肠道中宿食、宿便，位置也是固定的，质地也是相对硬韧而有固定形状的，如临床可见的胃形、肠管形等。

总之，在痞的触诊时，我们要注意以下几点：一是痞是气团，气必上浮，所以一般而言，痞可以在腹腔上中层触及，深层一般不会有这样的手感；二是痞不是有形之脏器，而是从组织、脏器间隙而出的，故要分辨有形之体与无形之气的不同，痞位于有形的组织、脏器之间时，最易被发现和触及；三是痞形多变，按之，其位置会有小范围移动，因此，循按时要轻触缓进，过度用力会使其变形、移动或内藏，不易被察觉；四是痞皆有根，根于中枢，气因枢机不利，形成了痞，这也是痞多出现在膈之上下和脐周处的原因，膈为上焦、中焦的分界，也是上下气交的通道，脐周行带脉，是中焦、下焦的分界，脐后连于肾间，所以这两处是最易出现气机阻滞的，而痞多根源于此二处。因此，在触及痞后，应向这两处顺根循探，找到痞根之所在，再施以手法。而且痞的气团是极易通过手法消除的，因为其状如软囊气球，应手可散，但若痞根不除，散之即聚，治疗亦无长效。治痞，就按摩手法而言，寻其根、散其标、治其本、和其枢才是大法。

第12章　心下痞、心下濡、心下满

脉浮而紧，而复下之，紧反入里，则作痞。按之自濡，但气痞耳。（第151条）

——《伤寒论》

《伤寒论》中，痞在心下和胸胁或胁肋区出现得最多。心下痞是与结胸相区别而提出的，并由此引出了泻心汤类方剂，此类方剂，辛开苦降，为和解中焦、调和上下的一类和解剂，另一类和解剂就是和解少阳的柴胡汤类方剂。可见痞在腹诊中是气机运行失常后出现的一个体征和自觉症状，虽无形，却触之有状，如云在天，聚散变化却非雨雪之触之有形。

《伤寒论》中关于心下痞的论述颇多，如："脉浮而紧，而复下之，紧反入里，则作痞。按之自濡，但气痞耳"（第151条）；"心下痞，按之濡，其脉关上浮者，大黄黄连泻心汤主之"（第154条）；"伤寒大下后，复发汗，心下痞，恶寒者，表未解也。不可攻痞，当先解表，表解乃可攻痞。解表宜桂枝汤，攻痞宜大黄黄连泻心汤"（第164条）；"伤寒五六日，呕而发热者，柴胡汤证具，而以他药下之……若心下满而硬痛者，此为结胸也，大陷胸汤主之。但满而不痛者，此为痞，柴胡不中与之，宜半夏泻心汤"（第149条）等。这些论述都是在区分结胸与痞，可见痞的症状是独特的。它是以气为性质，以濡软为特征，按之不痛或微痛的证候。

正如《伤寒贯珠集》中说："阳邪内陷，止于胃中，与水谷相结，则成结胸。阴邪内陷，止于胃外，与气液相结，则为痞。是以结胸为实，而按之硬痛。痞病为虚，而按之自濡耳。"

由于心下痞按之则濡，加之其状如软囊，形变多样，给腹诊带来了一定的困难。尤其心下这个部位，两侧是坚硬的肋弓，正前方是腹肌中最为厚实有力的腹直肌，前正中线又是坚硬的腹白线，要辨别和确定是否有痞及痞的大致形状与根结所在，并不是一件容易的事。而且，我个人认为，之所以仲景先师反复强调按之濡、按之自濡等特征，说明在腹诊的循摸扣按中，多数情况下，在触到心下濡时是最易体会心下痞的。或者说，心下濡与心下痞常常是同时出现的，在《伤寒论》的条文中，"濡"出现了4次，除亡血的腹濡外，其余均与心下痞相兼而言。所谓的濡，是柔软无力、张力较低的一种感觉。一般而言，正常的腹壁是平坦柔软的，也可以用濡来表示。但多数情况下，濡作为一个病理体征，是内外之邪尚未结聚成实，亦没有出现剧烈的邪正相争或显著的气滞血瘀的一种相对和缓的腹部证候。同时，过度的濡软也表明，患者在体质上正气不足或有气血的耗损。

从腹诊实践中也可以感受到，心下的痞，由于心下区的局限和肌肉的阻挡，只有在心下濡，也就是在腹壁相对柔软、无明显紧张抵抗的情况下，我们才可能清楚地感知到痞的存在与否和其形质如何，或心下硬满，或心下急结，在表面腹直肌和两侧腹内斜肌高度张力的抵抗下，深层的气痞是难以分辨的。这也说明，心下痞是膈下或胃间之气邪形成的团状有局限的气聚，虽存在且位置深，却未弥漫至整个心下，更未在胃中或胸膈处形成有形的实邪。

那么，又当如何理解"但满而不痛者，此为痞"呢？在心下这个区域，《伤寒论》中有心下满、心下硬满、心下支结、心下急等多种腹诊体征的描述，用以说明不同的证候和心下之处的正邪关系、气机状态及壅滞的程度。心下满与心下痞常常同时出现，甚至，后世医家习惯痞满共称，相互替代。这也可见，满与痞在自觉症状和触诊有着类似之处。患者常常无法区分痞与满的不同，总是主诉胸膈、胃脘处有胀闷不舒、支撑膨胀感，此时若将痞、满统而言之，作为一个症状，亦非不可。但从腹诊的体征而言，二者是有显著区别的。痞是一种有局限的团状气的结聚，处于有形与无形之间，具有一定的飘移性和浮沉变化感，在腹部濡软的情况下也可以触及，甚至心下濡时更易感知。但心下满可触及广泛的心下区腹壁的膨胀感，并伴有腹部肌肉和皮下组织明显的张力轻度升高，按压时，指下有饱满感或一定的抵抗感。所以，心下满是气机阻滞后尚未聚结成团，只是弥漫于心下的一种状态。临床中，心下痞常见心下之处上下不通、气机不顺而气结的症状。而心下满多见正气不足且气机阻滞或少阳不利而延及心下，或外感后中阳被遏的症状。而且，"满"常常是气机阻滞、阳遏不行之证的初始体征，在心下、胁下、大腹、少腹均可出现，且是邪实或本虚标实最常见的表现。因此，腹诊中"满"是与其他腹征兼见最多的症状，如硬满、痞满、苦满、坚满、满微结、急满等，几乎成了一个基础性的腹征。

同样，在心下，痞与满也常常同时出现。在仅有满而无苦、硬、坚、实等腹征的情况下，心下满相对较轻，若有痞，也是可以触及的。在此情况下，需要我们在触诊时以手施力，力道穿过腹壁层，进入腹腔内诊查。因为心下满多可触到腹壁的饱胀感，但紧张度并不甚，而腹壁之下的腹腔还是相对柔软的。而且，我们触诊中的循按、压推等手法和有意识的按揉、松解之法，也可以很快消除或缓解这样的满胀感，更容易深层触诊。但若心下满而伴有支结、硬、实、坚、急，就难以进一步分辨痞的有无了。若临床触及硬满、支结等腹征，我们应先分析处理这些，那就不再是痞的问题了。

心下痞，在心下，却常因不同的证候而在位置和性状上有所不同。小周是一位 27 岁的女孩，患有反流性食管炎，经胃镜确诊。来我这里治疗时她很瘦，据她说，她坚持节食减肥半年多，减重十二公斤，算是很成功了，但膨胀的上腹部却不像身体其他部位消瘦得那么快，减肥后腹部还是显得很大很凸出，这让她很苦恼。我触诊她的上腹部，果然不似小腹、侧腹那么平软，而是有些饱满外鼓的，腹肌的肌力并不高，虽有支撑感，却按之濡，无抵抗感。从她反流性食管炎的病史和腹胀、反酸、胸闷、食欲不振等症状来看，我想，应该会有心下痞的症状，这是一个典型的心之上下不相顺接、气机不通的表现。当我稍用三指着力深循于心下及两侧时，小周突然说，大夫，等一下，然后很快地坐起来，捂着嘴，打了一个呃，也就是嗳气，然后又躺下了。她不好意思地说，大夫，早晨吃的东西还在胃里，你一按，就顶上来了。看来，她的反流症状还真挺严重。经仔细按触后，在心下的侧方，也就是腹直肌的外缘，约在承满穴、梁门穴的位置，我触到了两个痞，大小如鸡蛋黄，松松软软的，浮于腹腔的上层，在腹肌之内，而且，左侧比右侧更为明显些，也更大些。我尽可能地去分辨痞的边界，然后用双手的三指挤压它，感觉到它在收缩变形并向更深层的腹腔上方收敛，若我力度再大些，痞似乎就要收进去、触摸不到了。

这是一个典型的心下痞，我们在触诊寻找心下痞时，要在腹腔的上层找，因为它是飘浮的。我们先用三指透过腹肌，大面积地循按、推理这一层面，如果触到了如丝绸、软囊般与腹壁之质地不同手感的局部，就要细细揣摩，感受它的边界与薄厚，一般大小如葡萄或鸡蛋黄，比较薄，很轻软。大致确定它的位置后，我们就可以用双手的三指控制住它的上下或左右两边，向中心推挤，就如同要挤破一个气球那样，从两边向中心对挤。这时，它就开始变形并向深处收缩了，此时要体会它收缩的方向，这个方向就是痞根的所在，也就是病位的发源处。因为痞不易分辨，所以在触诊时我们要反复循按，用指目仔细探查。比如小周，她的心下痞向后上方收缩，指向胸胁和腹后脊背。这也再一次证明，这个痞与少阳经气不利、枢机失畅相关。

治疗上，一方面，挤压这个痞，使之在指下收缩消失。通过按摩手法处理，痞的气团是很容易消散或内收的，但过一会儿可能再次浮现。因此，挤压后，要针对我们所判断的痞根部位进行手法治疗。比如小周这种情况，痞根在胸胁的侧后面，所以我对带脉、侧腹及背腰部的肝俞、胆俞、脾俞、胃俞施以捏捻、弹拨之法。其实，如果不是小周这样严重的反流性食管炎患者，还可以沿着痞的收缩方向直接点按或振颤，这样的操作层面深、力度大，常与呼吸相配合。但对于小周，我在初期治疗时没有运用这个手法，因为在心下区过度压按可能会引起胃内容物再次反流。在操作完痞的治疗手法后，再取阑门、天枢、足三里等穴位，并用拿腹等通腑降气之手法，就可以了。后来根据小周所诉近年由于工作不顺所致的情绪低落、睡眠不佳等症状，我又增加了一些诸如捏脊、推大包等手法，两三个月后，小周的食管反流症状明显好转了，我也可以在心下区大胆地运用深层按压和对挤手法了，疗效还是不错的。当然，反流性食管炎是临床难治病，尤其病程长或老年的患者，治疗效果往往不佳。但小周起病急，病程短，病因为情绪因素和节食因素相兼，加之其年轻，所以治疗后取得了这样好的效果。

　　按摩临床中，心下痞主要与胃部疾患相关，除了反流性食管炎，还有其他的胃部炎症，如浅表性胃炎、轻度的萎缩性胃炎、胆汁反流性胃炎、轻度的胃息肉和黏膜糜烂性出血等。

　　心下痞的腹诊可以帮我们明确疾病的病机、病位。比如患者郑先生，43 岁，患有神经性嗳气，病情时好时坏七八年了，胃镜检查结果是浅表性胃炎，不甚严重。他在电视上看到我指导观众点按阑门穴以和胃导滞，就学着做，效果居然不错，他点按了一会儿，嗳气症状就减轻或消失了，这种状态能保持 1 ~ 2 个小时，但很快又发作了。于是郑先生从外地来找我就诊。我通过观察，发现他嗳气频频发作，而且表现出典型的神经性症状，有一定的表演性，只要一说话，就肯定会马上嗳出一口长气。经腹诊，他的心下区及全腹还是很柔软的，且没有明显的结、硬，易于循按。刚开始，我以心下两侧为主进行诊查，从他的神经性症状出发，考虑到其受情志因素影响较大，与少阳相关，可是没有触到明显的痞气。而当我触诊到巨阙穴与中脘穴之间时，患者嗳出一口长气，这时，我明显感觉到，在腹肌与胃壁之间有很薄的气浮感，我向周边探循，果然在这里发现了一个心下痞，一经挤压，竟向下收缩，而且是沿着腹腔表层收至脐上的。这时我才明白，痞根不在胸膈胁肋，而在脐上。结合患者腹濡、脉弱、语音低而无力、畏寒等症状，我判断，他的这个心下痞，是由于肾阳不足、中阳无力周运而致的心下气机不通，中焦之气无力下行而上逆冲胸。治疗上，仍先挤压痞气使之消散，同时按揉关元、气海、命门、腰骶等穴位。进行搓擦、振颤，以温阳益肾，同时在手足肢端运用一些取穴推拿手法以通利气血，振奋阳气。经10次治疗后，郑先生的嗳气有了明显的好转，虽未痊愈，却给予了患者继续治疗的信心，他回到当地以后也一直坚持锻炼和自己按摩，状态越来越好。这也可以证明，痞根的确定，对于辨证与治疗有着多么重要的作用。对了，这个患者还有着另一个特殊的腹征，即脐下悸，这也是比较典型的，我们会在后面细细分析。

另外，《伤寒论》的行文还有一个习惯，就是会使用一些形容词来描述某种腹征的程度，如满有硬满、苦满、痞满，结有支结、急结等，心下痞也有一个程度的概念，如心下濡，按之痞，其痞相对松软，不易触及；若心下满而不痛，即是痞满，是痞与满同见；还有一个腹征，即心下痞硬，更需在临床上注意区别。

《伤寒论》中心下痞硬主要有两个证候，一个是结胸或类结胸，另一个就是心下痞。心下痞硬，其硬度高，症状急者，或兼有急、结、满时，多指结胸或类结胸之证。尤其在描述结胸证时，心下痞硬常常是用痞来形容结胸证的心下硬，其实质还是硬，只是需要突出在闭塞不通的症状之上还增加了痞和满，如"其人漐漐汗出，发作有时，头痛，心下痞硬满，引胁下痛，干呕短气，汗出不恶寒者，此表解里未和也，十枣汤主之"（第152条）表明，这个硬是大面积的，而不是有限的。而心下痞较重者，或兼水饮者，则用心下痞硬来表示。如《伤寒论》曰："太阳与少阳并病，头项强痛，或眩冒，时如结胸，心下痞硬者，当刺大椎第一间，肺俞、肝俞，慎不可发汗，发汗则谵语，脉弦。"（第142条）此证为太阳、少阳并病，其实如结胸却非结胸，此心下痞是由少阳不利、枢机失司、胸膈郁遏所致，表邪入少阳，不可汗，不可下，当用和法，故刺大椎穴、肺俞穴、肝俞穴等，这仍是一个心下痞的气结证候，只是由于邪盛而气阻，使这个心下痞更近于胸膈，质地更硬。若患者体内素有痰水，并与邪结，也有可能转为结胸，故其实如结胸。由此可见，心下痞与心下硬虽区别明显，在临床上还是会有中间状态的，及时治疗可以防止病情进一步恶化。

　　记得有一次我给某学生讲解完心下痞，第二天他就领着一个同学来了，说："老师，我这个同学上腹部有一个软软的包，您看是不是心下痞？"我顺着该学生的手触摸他同学的腹部，果然在上腹正中、腹肌之内触及一个松软但形状轮廓清晰、比鸡蛋略大些的圆形包块，该学生按压了几下，很兴奋地跟我说："老师，按之不痛，是为痞！"我笑了，说："你说得也对，这是一个广义上的痞块，但这个叫水痞，是胃肠之内有水饮停蓄，进食后与食物相结，胃气不和而生成的，现在我们已经很少称之为水痞了，一般称为水停或水停中焦。"当然，《伤寒论》是将水痞作为心下痞的一种类型的，但为了与无形有形之间的痞相区别，书中加了一个字，称之为心下痞硬。当时我们就拿出了书，《伤寒论》中说，"伤寒汗出解之后，胃中不和，心下痞硬，干噫食臭，胁下有水气，腹中雷鸣，下利者，生姜泻心汤主之"（第 157 条）。这个同学笑了，说："老师，的确，我的肚子总是叫，有时声音还挺大的，人家是饿了咕咕叫，我是吃完饭也叫。"其实，这个声音在我的学生领他进来时我就听到了，这个同学噫气时有早上吃的肉饼的味道。仲景先师描写得太形象了。

　　我对我的学生说："你回学校好好给他治治，思路仍是两点，一是要注意这是个硬而压之不痛的痞，二是找到其痞根所在。这个痞有水饮的成分，不是单纯的气性，所以叫硬痞，位置较固定，餐后易出现，推之可稍移，再左右上下推挤几次，应该就能感受到它的根盘所在。"我的学生说："老师，我推过了，痞根好像在脐的两旁呢。"我试了几下，果然，根盘似乎延伸向腹部两侧的天枢穴和腹后壁。我发现这个学生的手感很好，通过腹诊我们也从另一个侧面证实了水停的病机，即肠间水气停聚，上泛胃腑，在心下成痞并出现噫气食臭、肠鸣的症状，故胃肠间的水气是治疗的关键。所以手法上，应以脐周大腹为主，行脾气，运小肠，同时针对水痞所在之处，从痞的边缘按揉挤压，使之松软消失。再者，选取中极、三焦俞、水分、委中等利水化湿的穴位。待 3 个月后学习结束时，那位同学胃部不适的症状已大有好转，我的这位学生也积累了不少经验。

第13章 心下急、心下支结

太阳病，过经十余日，反二三下之，后四五日，柴胡证仍在者，先与小柴胡。呕不止，心下急，郁郁微烦者，为未解也，与大柴胡汤，下之则愈。（第103条）

——《伤寒论》

前面所说的心下痞硬，兼有嗳气食臭、腹中肠鸣的症状，是一种比较硬的、更为有形的心下痞，是水气相结、胃腑不和的证候。这样的心下痞在触诊上的特点是可以触及卵圆形的痞团，其形质、轮廓比较清晰，且有着心下痞的固有特征，即但满不痛，按之不痛或不甚痛，其属性以气为主，并可在按摩或触压下变形、变小或消失。当然，也可能很快就又出现或复原。

而临床中，我们还经常会在心下触及另外一种痞块，位置也是在上腹部，中脘穴上下，一般在正中线上或稍偏左的位置，大小形状也如鸡蛋一般，但质地韧而硬，有实质或肉质感，轮廓分明，就像一个肉团长在了腹肌之下的腹腔上层。这种结块，要比前面那种心下痞硬的痞团硬得多、也韧得多。更重要的是，这种结块有明显的压痛，拒按，推之可感其根盘坚实，基本不可移动。同时，以此为中心在心下会触及腹肌，可感受到腹直肌有紧张感和收缩感，腹壁张力明显升高，患者有疼痛或压痛时，其腹肌会因紧张而呈现出明显的肌肉轮廓。这个腹征，就不是比较硬的心下痞了，而应称为心下急。

《伤寒论》中关于心下急的论述并不多，主要是"太阳病，过经十余日，反二三下之，后四五日，柴胡证仍在者，先与小柴胡。呕不止，心下急，郁郁微烦者，为未解也，与大柴胡汤，下之则愈"（第103条）。这段话是说，本是太阳表证，邪入少阳，少阳当和解，不可下，但医者误用下法。若患者体质尚佳，小柴胡汤证仍在，还是可以用小柴胡汤和解少阳的，如果能够药到病愈，战汗作解，那就好了。但是，若服药后患者病情加重，由原来的心烦、喜呕、胸胁苦满、往来寒热等症发展成心下急、呕不止、郁郁微烦及便秘、口苦等症，就要用大柴胡汤了。这时的病证就由太阳、少阳同病或少阳受邪、枢机不利，转变成少阳郁遏，气郁热于内，胆腑热结于心下，热入于胃，胃气结滞上逆的相对急重的证候了。在这个转化过程中，腹诊体征极有鉴别意义。

少阳证，本是胸胁苦满，或有心下痞，而一旦阳郁热结，胆胃之热壅于心下，就出现了"急"的症候。心下急，首先是一种在心下上腹部的拘急疼痛的症状，患者有上腹部疼痛、拘挛紧迫、胀满约束等不适感。《伤寒论》中涉及急的腹症，多是指拘急、疼痛、挛缩和发病急骤。而在触诊时，医者的手也可触到患者腹肌的紧张、拘挛和心下有形的结块，患者还会有压痛。郝万山教授将这个证候称为少阳胆腑热实证或少阳腑实证。此时的少阳证，不再是轻度的枢机不利，而是较为严重的气郁阳遏，并延及同在心下的胃腑，有热入阳明之势。但不同于阳明腑实，它没有腹满不减、绕脐痛或热结旁流的便秘的症状，且其症状仅表现在心下。由此也可见，腹诊在《伤寒论》辨证体系中的重要作用。这个病证临床最典型的是胆石症的急性发作，患者症见上腹疼痛、腹肌拘挛、呕吐、烦躁等，但在按摩临床中，胆石症急性发作甚至嵌顿的情况是很少见的。患者若有胆绞痛和剧烈呕吐的急症，一般就去看急诊了。但类似心下急的不甚危重的病证也偶可见到。

小孟是一位23岁的女大学生，高高的个子，正是青春靓丽的年纪，可是她对自己的体重极不满意，其实，一米七的身高，六十五公斤的体重还是可以的。可是她决心减肥，一个学期，四个月，她都没有去过食堂，每日只食酸奶、苹果、黄瓜或西红柿。因此，她的体重迅速地降了下来，降到了四十五公斤以下，这回她满意了。可是等她想正常吃饭的时候，却发现自己吃不下去了，一吃饭就呕吐，并且胃痛，体重还在继续下降。家里人发现后，赶紧把她送到医院。一检查，发现她内分泌紊乱，出现闭经4个月，且有甲状腺功能低下、脱发、胆囊炎、胆囊息肉等症候。当时医院给她诊断为神经性厌食症，要求她住院治疗，她和家人不愿接受住院治疗，就来我这里试试。

其实，小孟一进诊室我就感觉到了不对劲，她很急躁，说话带着火气，这不像一个女大学生。诊脉时，她那弦硬的脉象倒没怎么着，可她那干燥松弛的腕部皮肤却吓了我一跳，这哪里是年轻女孩子的皮肤呀。触诊其腹部，有典型的心下急的体征。在中脘略下方正中处，在她那薄得像纸一样的腹肌下，我清清楚楚地摸到了一个结，像一个婴儿的小拳头，很硬，周围有明显的牵连绷急感。而且，我一按她就呼痛，并且跟我说，大夫，你别按这里，我想吐。其间，为了检查，我让她反复翻身，并询问其月经、睡眠等情况，她极不耐烦，态度很不好，还向带她来的母亲发了脾气。

小孟真的瘦成了芦柴棒，神经性厌食症的诊断是准确的。可是，她并没有表现出气虚血弱的虚衰之象，却显得烦躁不宁。加之上腹那个心下急，我确定，由于她正是年轻气血旺盛之时，长时间不进食虽也导致了气血的损伤，但更多导致的是阴虚津伤、阳热虚盛，阴血不足，下不承上，致阳气偏亢而旺于上之证，加之其饮食、睡眠和月经的紊乱，致少阳枢机失调，津伤胃热。胆、胃二腑本是阳多阴少，如此滞遏在中上焦，就出现了心下胸膈区的急结疼痛，也出现了心烦、呕吐、不能食之症。B超所示的胆囊息肉与炎症，也证明了我的这一判断。所以，心下急为我们指明了这一病证之病位在心下，胆、胃津伤热郁是病机的关键。

我给小孟治疗了10多次，前期，急则纵弛，以松解她的心下急为主。

因患者之患处痛而拒按，故我们采用向心性按摩，既然确定了心下这个病位，就从心下区周边入手，逐步向心下急这个结聚点施以松解之手法。比如提拿肋弓、捏揉带脉、分推胸胁、弹拨背部肝俞、胆俞、脾俞、胃俞。经三次治疗后，她那个心下急之处已经软了下来，且可以轻轻进行局部按压、揉推了，这时再在结聚区进行治疗，也是从这个急结的团块边缘开始进行推、理、按、压，治疗时不直接点按或挤压这个结聚的中心。治疗了一段时间后，小孟就可以进食米粥和苹果等食物了。后期的治疗，则应以滋阴生津、恢复气血为主。治疗的重点放在关元穴、大腹、腹股沟区和腰骶部，结合太溪、涌泉、血海等养阴生血的腧穴，经过十多日治疗，小孟可以正常少量进食了，人也恢复了小女生的安静之态，也很听话了。我让她把头发剪短，刚开始她很生气，可后来竟自己去剪了。因为，我告诉她，发为血之余，太长的头发不利于她的恢复。的确，她减完肥，头发像枯草一样，没有血气，应该剪去。后来她就停止治疗，上学去了，中间还给我打来了电话，告诉我，她来月经了。

所以，心下急的结聚腹征，虽是少阳腑实证，却不仅仅是现代医学所言的胆石症急性发作，临床见其症，见其征，便可依其理治之。

老石是另一位因郁而成心下急的患者。他是一位退休的知识分子，赶上所在胡同拆迁。他平时不爱言语，做事也循规蹈矩，是第一批搬迁的居民。可是后来胡同居民与拆迁办发生了纠纷，他被夹在了中间，拆迁办把他当成配合工作的典型，邻居们把他当成叛徒，他自己又觉得拆迁费比邻居拿得少得多，很窝囊，气没处发，还总被两边骚扰，很是郁闷。来就诊前一周，他想借酒浇愁，没想到本来酒量还行，三两酒下肚后就出现了头晕、胃痛、呕吐不止的症状。喝了几天粥，他还是觉得胃里面又痛又胀，挺胸都难受，就来找我了。触诊时我很清楚，这是心下急。一个肉质的团块就在其心下胃脘处，倒不是很硬韧，但按压时明显有压痛。其腹肌略紧张，两边胁肋部膨隆胀满。这是一个典型的少阳气郁，久而化热，少阳腑实而致的心下急症状。加之饮酒，酒最为辛热，入腑伤津，本就气郁化火，再为烈酒所灼，热盛而郁，结于心下，必成拘急了。

对老石的治疗应当身心并重，我先是给他做了 B 超，其实，就我的经验看，他这是气病，没有实质性损伤，影像更是查不出什么的，但这时，一定要给他些许安慰。有图有真相的 B 超让他看到，体内并没有长东西，也没有内出血，连个胆囊炎都没有。然后我告诉他这个结是气结，是气聚，让他认识到生气对自己身体有多么大的伤害。然后，我给他做了 5 次治疗，方法与上述的类似，基本上揉开了那个心下急，他的食欲就恢复了。我告诉他，一边治疗还要一边运动，我让他每周到公园做 3 ~ 4 次运动，确保运动到全身出汗的状态。随着他症状的减轻，按摩治疗也减至 1 周 1 次。很快，老石就痊愈了，吃得饱，睡得香，也不跟自己较劲了。

老石这个毛病，是内热郁在少阳，无所发散之证，其实，按摩在后期只起到一个辅助作用，适当运动更为重要，动则升阳，动则行气。这里顺便提一下，我们常说，汗为心之液，不可发汗太过，过汗则伤阳，这是对的。但一般做运动，咱们还是要做到遍身汗出，出汗有很好的清热祛邪的效果。阳虚必多汗，阳脱必大汗，但反过来就不是绝对的了，并不是大汗必伤心阳，我们不必过度担心出汗，只要能及时补液和休息，出出汗还是很有好处的。

从心下拘急疼痛、有可触及的结块这一症状，我们也可以看出，少阳热郁，阳遏日久，一旦成腑实之证，由于心下区的连通上下且胃脘居中的部位特点，必然会延及阳明，成胆胃不和、胃气不利之证，从而致心下出现有形结块。若未成腑实，而仅是少阳热郁、枢机不利，就仅会在心下影响胃腑升降，而不会出现热入阳明之证，也就不会有腹腔内的结块了。这种比心下急程度略轻的情况，有一个特定的腹征：心下支结，即心下气滞仍在，膨隆胀满，有气结却无有形之聚块，症候相对表浅。这就是《伤寒论》中所说的"伤寒六七日，发热微恶寒，支节烦疼，微呕，心下支结，外证未去者，柴胡桂枝汤主之"（第 146 条）。从条文来看，这仍是一个太阳、少阳并病，表证未去，邪气入里，犯于少阳之证，所以有肢节烦疼、微呕、发热、微恶寒等症状。但就主症而言，邪已入里，重在肢节烦疼和心下支结。肢体关节的疼痛说明经证仍在，布于四肢关节体表的太阳、少阳经气受到阻遏，不通则痛。同时，少阳气机不利，枢机失畅，阳气被遏，心下气机不通，故患者有支撑胀满感，又因胃气失和而微呕。也就是说，心下支结的这一证候，是少阳经腑同病，经气不利则痛，腑气不通则呕并心下支结。但其腑实程度较轻，或仍处于少阳腑实的初始阶段，故而没到心下拘急成结的程度，仅有心下支结。

支者，为分支、枝杈的意思，用以形容心下支结这个腹征再形象不过了。心下支结是心下区两侧形成的条索状结聚，就在皮下、腹腔之外，可以理解为腹直肌两侧边缘呈条束状、由肌肉紧张而形成的条索样结聚。这两个条索样结聚在腹直肌与肋骨相连接处最为明显，有的患者结聚会显露于皮下，有的患者，我们在为其触诊时可以在这两处明显触到有紧张感的、形如筷子甚至小指、质地柔软、张力高于腹壁却韧度不强、无明显压痛的条索状结聚。这两个条索状结聚如同两个枝杈在心下两肋弓下缘处。轻度的支结仅可在患者腹直肌两侧肋弓下触及 2 ~ 3cm 的束状结聚。严重者，腹直肌张力升高，这个条索状结聚也会向下延伸并向中间合拢，深入腹肌之内，进入腹腔的上层，这就是支。而在心下的正中，也就是中脘上下，我们还可以触到一个板状的硬结，在腹肌深层，呈条形，长 3 ~ 4cm，宽者可达两横指，窄者如圆珠笔芯，无论宽窄，均居于正中，质地较硬而韧性较高，这就是结。不同于腹直肌的腹白线，这个结与其他部位的腹白线相比，在硬度和韧性上都会高很多，也不会因为腹部的放松而变得松弛柔软或消失。心下支结就是由这两部分构成的。

轻度的心下支结，两侧的支较短而柔软，上腹中部没有明显的结节或条索状结聚，而仅有心下的痞或心下的满。中重度的心下支结就可以明显触摸到正中的结，两侧的支也更为硬韧而长。典型的心下支结就如同从心下正中的结伸出的两个枝杈，延伸向体表并支撑肋弓。有点儿像弹弓的形状。但从腹征形成的角度而言，应是先有支，再有结，也就是在经气不利时，在患者心下两侧与少阳循行区相毗邻的边缘，出现经气郁滞不通，久久不散，或阳郁热遏之证，郁滞之经气就会移向心下中央，并聚而成结，或再进一步发展，就成为心下急了。这时，支的感觉倒不明显了，因为在拘急之下，整个心下部位都处于疼痛挛缩的状态。这也体现了少阳证从经到腑再成腑实的腹诊过程。

在《伤寒论》中，心下支结是少阳经腑同病、枢机不利的证候，其主方柴胡桂枝汤广泛应用于太阳、少阳两感的外感病、身体肢节疼痛及与胆囊、胃脘相关的疾病中。而近年来，随着抑郁症和类抑郁症等由情绪、心理问题所致的躯体疾病的高发，我们发现，心下支结表现出的具有支撑感、胀满感及气之分支、结聚的腹症、腹征是抑郁症之少阳证的典型腹诊征候。当然，抑郁症在六经的辨证中多属少阳经和少阴经，但突发的、青年人的抑郁症，多属少阳经，而心下支结是一个腹诊要点。太阳为开、阳明为阖，少阳为枢，少阳主阳气的枢转，性升发，喜条达而恶抑郁。少阳之经主气，少阳之腑主决断，其病与阳气的遏滞最为相关。因此，少阳枢机不利，多有情志不舒如默默不思饮食、心烦等症。而情志因素所致疾病也多为气机郁闭，使少阳失畅，发为抑郁。现今社会竞争激烈，生活节奏快而紊乱，最易伤及少阳枢机，所以近年来抑郁症越来越多见。而以诸如肢节疼痛、饮食不佳、失眠等躯体症状来就诊的患者，也多有抑郁因素，因此，我们触及心下支结的概率也越来越高了。

小田是一位20岁的小伙子，来就诊时语音低微，动作缓慢，主诉全身胀痛，从心下到两胁如同被勒住了，透不过气来，吃不下饭，睡不好觉，而且还常常觉得两侧身体不一样重，走路时发飘。要不是他已经跑了很多家医院做过检查，我还真要好好查查他的脊髓、腰椎或者脑血管呢。经询问得知，他这个病是从生气而来的。他16岁就到美国读书，几个月前用他的说法，生了一场大气，然后就吃不好，睡不好，后来就连走路都觉得别扭、不稳了。他没说具体事件，但我想，一个小伙子能气成这样，多半是为情吧。他回国求医，大多数医生也给他确诊为抑郁症，他自己也认可。由于患病近半年了，小田很瘦，但在他的心下两侧，我清楚地摸到了两个支，圆圆的，约长3cm，连在肋弓和腹直肌外缘，几乎凸出于皮肤了，我想明眼人可能不用摸，一看就能看出来。这两个支，用手按按、拨拨，小田并不觉痛，再查他的心下正中部位，从上脘向下，几乎到了脐上，有一条宽约两横指的板状的条索样结聚，很硬、很韧，就在腹肌的深层，触诊时有点儿像摸轮胎胶皮的感觉。按压下去，小田说感觉很胀，有点儿向上顶的感觉，不是很痛。多么典型的心下支结。再向两侧触诊，肋弓缘下有胀满感及轻度的紧绷感，用手按在肋弓缘处，有一定的抵抗感。这是胸胁苦满的腹征，也是小田感觉胀闷烦躁的区域。

我没有再理会小田所说的各种不适症状了，因为大家都知道，抑郁症患者会有很多变来变去的躯体症状，有时可以拉出一个长长的单子，列出几十种症状，但病机只有一个，小田的情况，就是少阳气郁。对于他的治疗，身心并重是必要的。可以看出，小田对于自己患了抑郁症十分在意，也很有压力，于是，我让他自己摸那个支结，尤其是心下那个板状的结聚，告诉他，病就是从这里来的，属于我们中医说的少阳经气不利，就是身体上下、左右、内外的气血运行不通畅了，我们把这样的结聚清散，让气血运行通畅，病也就好了。病从情绪上来，造成了身体上的不适，我们改善了身体的失调状态，情绪、心理上的问题也就迎刃而解了。

在治疗手法上，主要以胸胁心下为治疗区，施以分推、提拿、振颤肋弓和胁肋，拨理腹直肌外缘，推理上腹中线之法，并以支结处为重点。再拨理肝俞、胆俞、脾俞、胃俞等穴，对胸腰结合段的脊柱不正和压痛也进行了 2 ~ 3 次的矫正。同时，在带脉、腋前筋、股内筋处，我每次治疗都交替着做 2 ~ 3 次的弹拨，目的是以弹筋之法缓解疼痛并振奋阳气，升阳开郁。同时，我也运用诸如捏脊、揉腹、头部按摩等手法帮助小田改善睡眠与饮食，与主手法相互配合。整个治疗过程中，我会不时地让他自己摸一摸那个支结，让他感受自己身体病证的改善，也会引导他跟我多聊天。

随着治疗的进行，我感受到小田的变化，先是睡眠有好转，然后是食欲增强了，治疗时所诉的不适之症也渐渐少了，而他的话却越来越多了，也能够主动跟我讲讲美国的见闻和最近的新闻了。2 个月后，他就回美国上学去了。

　　小田是比较重的抑郁症患者，而按摩临床中我们常见的患者，处于抑郁状态的更多，但就我体会，心下支结是这种抑郁状态的标志性腹征，若消除了它，患者的抑郁情绪也会好转。当然，这是少阳证的抑郁，少阴证也会出现抑郁症或抑郁状态，那又是另外一种情况了，我们会在后面谈到。

第14章　胸胁苦满及胁下诸症

伤寒五六日中风，往来寒热，胸胁苦满，嘿嘿不欲饮食，心烦喜呕，或胸中烦而不呕，或渴，或腹中痛，或胁下痞硬，或心下悸、小便不利，或不渴、身有微热，或咳者，小柴胡汤主之。（第96条）

——《伤寒论》

心下位于上腹之中央，内为胃腑，而其两侧就是少阳了。胸胁或胁下，在腹诊中均是指膈以下，胁肋部和肋弓下缘的区域，是人体的侧面。而少阳向下，延于侧腹部至髂，与厥阴、少阴相连，所以少阳在上环心下，在中环大腹，且下连少腹、小腹。我们说少阳是枢机，不仅仅是半表半里之枢，亦是阴阳之枢。在少阳腹诊分区时，这一点可体现在少阳经循行于侧，起沟通身体内外、前后之作用上。再说胸胁部，胸胁在侧，是少阳主区，但亦有厥阴相连。首先，肝之脏，居膈下胁内，厥阴之经自少腹骶尾处上行，布于胸胁之内，与少阳经表里相连。胆伏于肝下，自古就有肝胆相照之说，因此，胸胁属少阳而络厥阴，同时，厥阴亦有着阴阳顺接及协调的重要作用，两阴交尽谓厥阴是也，故胸胁是二经共调阴阳之气血的形体结构之一，仲景先师擅刺期门穴、肝俞穴就是明证。心下诸腹证，由少阳腑证或经腑同病所致居多，如症见呕、不思饮食、胃气上冲、心下满或痞、心下支结、心下急等，此既延及心下，多是由少阳气郁或腑实而影响胃腑，或传至阳明致胆胃同病。若病证表现为少阳本经经证，或由少阳延及三阴，或三阴之病损及少阳，则以胸胁部的症状及体征为主要特点。

《伤寒论》曰："伤寒五六日中风，往来寒热，胸胁苦满，嘿嘿不欲饮食，心烦喜呕，或胸中烦而不呕，或渴，或腹中痛，或胁下痞硬，或心下悸、小便不利，或不渴、身有微热，或咳者，小柴胡汤主之。"（第96条）不少医家将本条与后文的"少阳之为病，口苦，咽干，目眩也"（第263条）共称为少阳病提纲。而往来寒热、胸胁苦满、嘿嘿不思饮食、心烦喜呕，则被称为小柴胡汤的四大症。其中腹诊也是必不可少的，在有关少阳证和小柴胡汤证的论述中，胸胁满、胸胁硬满是腹诊时必然具备的体征。

胸胁苦满首先是一个症状，表现为患者自觉胸腔下部、两侧胁肋区及肋弓下有支撑、胀滞和紧缚的不适感，不痛或有轻微痛，而以胀、闷、撑、顶、紧束的感觉为主要特征。而且这种不适感较为强烈，故称之为苦满，也有医者认为苦是口苦的意思，也是少阳提纲症之一。在触诊中，患者胸胁苦满的特点十分突出，我们可以在肋弓下缘触及明显的皮肤膨胀感，腹壁有轻度紧张感，皮肤及皮下组织与肋弓平面平齐，甚至略隆起于肋弓平面。轻按之略有抵抗感，而在肋缘下更为明显，向肋弓深处的腹腔或斜向胸膈方向按压，患者会有明显的胀闷、胀满等不适之感，或有轻度压痛。按压胁肋表面的肋间隙或直接按压肋弓，也会有类似的不适感。若胸胁苦满较重或持续时间较长，可在肋弓下缘腹外斜肌附着区，即肋弓与腹肌移行处触及细条索状结聚，再横向推理肋缘，有类似捻发之感。若将肋缘区皮肤及皮下组织提拿起来并相对捻动，患者会有明显的刺痛，这说明胸胁苦满程度较重，患者自觉紧束感也会较强。

胸胁苦满是少阳证的基础症候，在少阳受邪或少阳经气不利之初就会显现，所以几乎所有少阳证都会有这一腹症、腹征，比如前面我们提到的那位患有抑郁症的小伙子，胸胁苦满的症状很明显。他主诉的两个肋弓下感觉胀满和有种不可言说的难受感，就是胸胁苦满之症，当然，他在这个症状的基础上发展成了心下支结之症，这是经腑同病且邪气上扰心神、内入阳明了。

其实，在《伤寒论》以外感为例的六经传变中，胸胁苦满之症多是在太阳病不解而内传少阳时出现的，按摩临床中也偶有所见。佟女士就是这样的一位患者，她本是到我这里来治疗经行头痛的，一日上午她来门诊，说，王大夫，给我调理调理吧，昨天我又是头晕又是呕吐，全身难受。我一问，原来她在几天前的周末，带着上小学的儿子到郊区的一个市场，想给孩子买一只小宠物狗。当时正是初冬，郊区很冷，她就觉得她要感冒，而且孩子看中的是只大型犬，不能在城里养，她又生气又要哄着孩子，本来高高兴兴地去了，最后却郁闷地空手回来。回家之后就觉得身体有点儿冷，一量体温，还有点儿低烧，她自己赶紧喝了感冒冲剂，睡了一觉后，感觉感冒好像已经好了。可是上了几天班，她总觉得累，不想吃东西。昨天她在单位特别忙，到了中午，就又感觉有点儿冷，头也开始晕，勉强开完会后，都下午 1 点了，同事给她带了一碗粥，她本不想吃，又怕太饿了下午头会更晕，就把粥喝了下去，没想到不一会儿她就觉得恶心，全吐了出来，还出了一身虚汗，于是她就回家休息了，也没去医院。我一检查，虽然她早晨仅喝了一小碗米粥，可是上腹明显胀满，两肋弓下也是鼓鼓的，一直延伸到浮肋。我轻轻按压她的肋下，她说，此处胀痛，里面顶着不舒服，我又压了压肋间隙和肋骨，她也说难受。她见我总是检查她的肋下，感觉很紧张，说，王大夫，我该不是得了肝炎吧？我笑了，说，不是，你就是受风了，不过这个风进入了胆经，所以会上腹胀，还会头晕。经问诊后，发现她倒没有往来寒热的典型表现，却有口苦、头痛之症。因她有外感史，且有不思饮食、呕吐、眩晕之症，再加上典型的胸胁苦满、心下满的腹症、腹征，说明此证就是一个少阳外感证。

辨证明确了，少阳受邪，经气不利的病机也明确了，治疗手法就不外乎疏理少阳、祛除外邪，即分推胸胁，搓擦胁肋，以透热为度来条达少阳；推三脘，点阑门穴、天枢穴，以清降心下，和胃气；按揉、捏捻风门穴、肺俞穴，以和营卫、祛寒邪；弹拨带脉，以振奋少阳之气。最后，头部拿五经、扫散少阳，以清利头面少阳来止眩止痛。连续两次治疗后，佟女士的症状基本消失，饮食也恢复了，情绪也好了。

人们常说，按摩不擅长治疗外感病，事实也是如此，尤其像太阳风寒证这样，症见高热、畏寒、身痛、咳喘，我们按摩的和解作用是很有限的，真不如药物祛邪发汗效果好，这是由疗法属性所决定的。但按摩作为和法，遇上佟女士这样的少阳中风证，不可汗吐下之、必须和解的证候，我们还是有办法的。当然，此病证在临床中并不多见，因为这样的患者都找内科去了，症状轻的患者，自己吃些药也就好了。

在胸胁苦满的基础上，《伤寒论》中凡涉及少阳证之处，均有胸胁、胁下的症状和体征。如胁下满、胁下满痛、胁下硬满、胁下痞硬和前面的热入血室时的胸胁下满，虽均是对胸胁、胁肋区胀闷、堵塞感的描述，但会通过腹征上的细微不同来表明其在证候上的区别，体现了《伤寒论》辨证之精致、检查诊断之入微。

如胁下满，《伤寒论》中曰："伤寒四五日，身热恶风，颈项强，胁下满，手足温而渴者，小柴胡汤主之。"（第99条）这是一个三阳合病的条文，太阳、阳明、少阳证悉具，因尚有表证，而阳明虽已受邪，却不甚，仅为手足温而口渴，少阳证则见胁下满。这个"满"因是三阳合病，故邪势不强，且仍以颈项、手足等在表及上焦的症状为主，不似胸胁苦满那样有紧束胀满之感，故不用"苦满"，仅以"满"言之。治疗上当然是从少阳和解之。如遇此证候，开达少阳仍是主要手法，兼顾项背、手足、头、面等处太阳、阳明即可，三阳合病，以和解为法，故按摩是适用的。

再如胁下满痛和胁下硬满。《伤寒论》中曰："得病六七日，脉迟浮弱，恶风寒，手足温，医二三下之，不能食，而胁下满痛，面目及身黄，颈项强，小便难者，与柴胡汤，后必下重。本渴饮水而呕者，柴胡汤不中与也，食谷者哕。"（第98条）"阳明病，胁下硬满，不大便而呕，舌上白胎者，可与小柴胡汤。上焦得通，津液得下，胃气因和，身濈然汗出而解。"（第230条）"本太阳病不解，转入少阳者，胁下硬满，干呕不能食，往来寒热，尚未吐下，脉沉紧者，与小柴胡汤。"（第 266 条）可见，硬满与苦满相比，程度更重，而我个人以为，满而硬者为气滞已深，触之比苦满更为紧绷，且最重要的是硬满必有压痛，若按之，抵抗感强。胸胁苦满者，胸胁常有紧缚约束、胀闷支撑之感，而硬满者则胸胁之感在苦满的基础上更为紧实、挛缩，且触之有坚硬感，压之必痛。而胁下之满痛者，胸胁之感则又进一步加重，不但有压痛，更有自发痛，所以不再称硬满，而称之满痛，主要表达的意思已是痛而非满了。

少阳属木，阳明属土，前面所提到的心下、胁下诸症，为木克土，邪气侵袭少阳，进而影响阳明，即少阳气郁热入阳明，从而出现了心下支结、不思饮食、心下急、欲呕等胃气失和或胃气上冲的症状。而在临床中，土壅木郁、土湿木遏或土虚木衰的情况亦颇多。如《伤寒论》第 98 条所述的就是一个阳明热盛、湿热内蕴、熏蒸肝胆的湿热发黄证，条文中描述了黄疸患者之身黄、胁下疼痛、胀满、不能饮食等常见症状。类似的还有第 231 条所述的胁下及心痛，其病机与此处的胁下痛相同。这两个条文，前一条是阳明病，症见不能食而呕，为阳明气逆，且成腑实，反遏少阳，而出现胁下的硬满，故必有压痛，却不似湿热黄疸那么自痛剧烈。后一条则是三阳合病之证，阳明胃腑阻滞，故呕而不能食，此证重于胁下满之三阳轻证，也出现了胁下硬满、按之痛的症状。因此，在胁下也有着满、硬满、满痛等三个不同程度的腹征，其病机均有三阳合病或二阳合病的复杂情况。但无论是三阳合病、二阳合病还是苦满的少阳经证，仲景先师指出，基本治疗大法都是和解，用方是小柴胡汤，按摩之法则是以少阳胸胁心下为核心，兼顾诸经。

另外，腹诊中一旦出现了硬的腹征，也就表明，入里之邪气、经气的结聚已经不再是单纯的气性、无形的状态了，而是与水、湿、痰、血瘀或津液相互搏结，其硬度的强弱与结聚的程度正相关。如大结胸，心下硬，水热互结较重，须猛药攻逐。再如心下的痞硬，硬度不甚，是水饮内停，或称为水痞，虽以气结为主，但状态已由无形转为有形。两胁之下藏肝血，肝胆疏泄正常是血脉规律运行的基础之一。无论是少阳经气不利还是阳明邪热熏蒸，或是少阳表里相传，若阻碍了血液的流转循环，导致出现气滞血瘀，则必然硬满而痛。如上述黄疸，其色是中焦土色，亦是血液熏蒸、湿热黏滞之象。此外，少阳证或见心下悸，亦是水饮内停与阻遏之阳气相结冲心的一个症状表现。这里引出一个腹征，即胁下痞硬，这同样是《伤寒论》第 96 条中提到的一个或然症。如同心下痞硬的水痞，这个胁下的痞硬也是由少阳气机不利而形成的一个气的结聚，但因为肝胆相照、表里共居，气滞易与血结。若说胸胁苦满的病机是单一的气机不畅，那么，胁下痞硬之病机则是气血的郁结，但程度较轻，患者有结滞硬满的感觉，且重于苦满，但无自发疼痛，或者说，此时尚未成瘀，否则就是胁下满痛或胁下痛了。在腹诊中，胁下痞硬，除了有压痛和更为紧绷、膨胀的触诊手感外，我们还可以在肋弓下、腹腔中上层摸到质地松软、可向腹膈之内收缩的痞。由于是硬而痞，故不似心下痞那样若有若无，但触之亦有浮沉、移动之感，可随肋弓呈条状。若触及此痞硬之症，说明厥阴藏血的功能已经受到了损害，但程度不重，可以逆转。这样胁下痞硬的腹征有时与肝体的增大相关，但大多虽有痞而 B 超下无肝肿大，说明二者有着相关性。

非酒精性脂肪肝是第二大肝病，对人体的损害仅次于病毒性肝炎，但由于脂肪肝无特异性症状，发展较缓慢，加之肝脏代偿能力较强，故此病证往往被忽视。虽然中医古籍中并无对脂肪肝或类似脂肪肝的肝脏疾病的论述，但从《伤寒论》中胸胁腹诊的变化规律和病程中可以看出，从少阳、厥阴病之角度来辨证并论治病证同样适用于这一疾病。轻中度脂肪肝患者，仅 B 超显示有肝脂肪变之像，却无明显自觉症状，或只有疲惫、胃部不适、胁肋不适、腹胀等疲劳综合征的症状。但此时患者胸胁苦满的腹症和腹征已经出现，如其胁肋的胀满、紧束感，心下痞满等症在触诊时已十分明显。病情发展到中度或重度脂肪肝时，就会出现胁下的痞硬甚至硬满之症，如果再不加以重视，任其发展到脂肪性肝炎的程度，就会出现转氨酶升高、肝纤维化且胁下硬满而痛、胁下急和胁下痛等严重的症状，触诊时与其相关的腹征和压痛也会十分明显。

　　许女士就是这样一位患者，她来看诊时 52 岁，体形肥胖，体检结果显示她有重度脂肪肝。她说，已经持续好几年了，体检结果都显示，为脂肪肝，但她也没什么自觉症状，所以没当回事。这次体检结果显示，她不但患有重度脂肪肝，还伴有血脂升高，其中甘油三酯竟是正常值上限的 8 倍。我问她平时有没有什么不舒服的感觉，她说就是腹胀，且容易觉得累。我问她两肋下有什么感觉吗？她说，偶尔会有胀感，且有时会突然感到一两下刺痛，她也没太在意。我检查了她的腹部，虽然她自觉胁肋区没有太大的满胀感，但在触诊之下，显示出典型的胸胁痞硬之状。她的整个上腹至两肋下腹壁膨胀，高出肋平面，心下和侧腹按之有轻微的抵抗感，且肋弓缘下有紧绷感及抵抗感，沿肋缘横向推理可以触及由皮下腹肌紧张而出现的捻发感，这细小的纤维样条索状结聚在指下十分明显。当我在右肋缘下肝区诊查时，患者有疼痛感并拒按。当我捏提起两侧肋弓区皮肤和皮下组织横向捻动时，患者亦痛感明显。在局部按压数次，待患者放松，且胀满稍松缓后，再次向肝区探触，这时在肋下可触及柔软的长条状痞硬，且此痞硬随患者呼吸有一定的起落移动，着力按压这个痞块，患者会感到疼痛并收缩腹肌。同时，患者亦有心下满和根于肋下的心下痞。

　　这是一个典型的胁下痞硬的病例，因个人敏感性不同，对于胸胁苦满以及胁下的痞硬、硬满、痛，不同患者的感知和承受力差别很大，但腹诊时其所表现的体征是客观的。结合许女士的 B 超及生化检查结果，土壅木郁而致的脂肪肝的诊断是明确的，脂肪肝是以邪气侵犯少阳为主并损及厥阴肝血的相对较重的证候。

　　治疗上，应以胸胁部为主，先开少阳，除郁结。手法以胸胁部日月穴、章门穴、期门穴、京门穴的推理、点揉，加之提拿肋弓、肋缘下振颤和在背部肝俞、胆俞、脾俞、胃俞等穴所在区域进行弹拨推理。同时，对心下的痞进行挤按，加之揉心下、拿腹肌，点按梁门、天枢、腹结、足三里等穴位。在治疗的初期，由于患者胁下满硬明显，张力较高，加之少阳气郁损及肝血，使胁下的微循环较差，故患者痛感强烈，并且会出现因手法所致的皮下出血。但坚持治疗 4 ~ 5 次后，这样的情况就会消失。许女士经 20 次治疗后，心下胁肋的胀满感大幅度缓解，胁下痞硬和心下痞都消失了，而最令人惊讶的是，B 超显示她已转为轻度脂肪肝，且甘油三酯也降至正常值上限的 2 倍，虽未完全恢复正常，但疗效十分可观。

其实大多数非酒精性脂肪肝患者，血脂仅会有轻度升高，虽 B 超显示为中度或中重度脂肪肝，却无明显的其他症状，在腹诊时也多表现为胸胁苦满或胁下满，也有硬满压痛者。而像许女士这样发展成胁下痞硬、胁下痛的病例，是比较少见的。但腹征越重，肝损害也就越重。脂肪肝分为 3 期，即单纯性脂肪肝、脂肪性肝炎、肝纤维化。刚开始时，肝脏只是有脂肪，中医认为这是痰湿的堆积，导致少阳经气不利。病机再发展，就成了少阳郁结并伤及肝血，若此时仍失治，就会变成瘀血阻滞之证，也就是肝脏血瘀的重症了。患者病情到了肝纤维化的阶段，离肝硬化也就不远了，那时的腹征就不再是痞、硬、满、痛，而是脏结了，此证就有危及生命的可能。

少阳布于胸胁侧腹，主枢机，经气不利可致上述诸腹征，引发胁肋、心下的胀痛、不思饮食、呕、烦等一系列症状。但少阳之气不仅仅系于胆腑，也系于三焦之腑，这往往为人所忽视。于是，仲景先师通过一个由于阳微结而致的便秘来说明了少阳之通利三焦，行津液的作用。《伤寒论》中载："伤寒五六日，头汗出，微恶寒，手足冷，心下满，口不欲食，大便硬，脉细者，此为阳微结，必有表，复有里也。脉沉，亦在里也。汗出为阳微，假令纯阴结，不得复有外证，悉入在里，此为半在里半在外也。脉虽沉紧，不得为少阴病。所以然者，阴不得有汗，今头汗出，故知非少阴也，可与小柴胡汤。设不了了者，得屎而解。"（第 148 条）结合上面的条文"阳明病，胁下硬满，不大便而呕，舌上白胎者，可与小柴胡汤。上焦得通，津液得下，胃气因和，身濈然汗出而解"（第 230 条）可知，所谓阳微结，就是三阳经气的轻度郁结，阳者在上，故症状以上焦为主，这里提到的"头汗出"，是一个典型的三焦热郁的症状。三焦不通，邪热郁而不发，仅上出诸阳之会，却周身无汗，且三焦郁于里，故手足不温。这时津液不通，加之阳明病亦有气结不通之证，所以出现了便秘。这时的少阳，就明显包括少阳胆腑与少阳三焦腑的功能了。《伤寒论》中，此两条皆用小柴胡汤，可见，此证和解少阳仍是大法。在腹诊上，其同样表现为胁下硬满和心下满。待上焦得通、津液得下后，大便自然就通了。

我就遇到过一个典型的由于阳微结而致便秘的患者，老白。她有一个非常出色的儿子，常常与我谈起他。那日老白来看诊时，十分兴奋，告诉我，她的儿子从国外带回一个台湾儿媳妇，可懂事了，这些天他们回来就是办婚礼的，这可把她累坏了。我还以为她的腰又痛了。她说，不是，她腰还行，就是这一周便秘得厉害，感觉肚子胀胀的，吃东西也不香。看着她那亢奋的样子，我想，儿子回来了，她又兴奋又忙碌，肯定是上火了。果然，她的腹部胀满，尤其上腹和胁肋处还有轻微压痛感。虽有便秘，脐周和小腹按上去却还柔软。当我习惯性地询问她的出汗、小便和睡眠等情况时，她说的一句话引起了我的注意。她说，她这段时间总是头上出汗，有时候头发都湿了，身上倒还好。再结合她睡眠浅、偶有胸闷气短之症状，我判断，她这就是由三焦热郁而致的阳微结了。所以，在治疗上，我没有过多地在她的左下腹、脐周施以手法，而是主要推理、提拿了她的胸胁部，按揉心下、推三脘、点阑门。同时，点按中府、气户等穴位，并拿揉腋前筋，抓提背部太阳经。第一次治疗后，过了十几分钟，老白就又回来了，她说，王大夫，太好了，我一出门，没走几步就想上厕所了。我就回来，在你们医院的厕所解决了，太舒服了。这就是上焦得通、津液得下的效果。她后来又治了两次，就去忙她的大事了。

再回到上面我们所说的脂肪肝，当少阳郁结损及厥阴，或厥阴疏泄不利导致血结成瘀，日久瘀与痰湿等阴寒之邪搏结成形，聚积于腹内，就成了脏结，类似西医所说的肝硬化。肝硬化的癌变概率在五成以上，往往可导致严重的后果，这就是脏结的情况。什么是脏结？《伤寒论》中载："何谓脏结？答曰：如结胸状，饮食如故，时时下利，寸脉浮，关脉小细沉紧，名曰脏结。舌上白胎滑者，难治。"（第129条）"脏结无阳证，不往来寒热，其人反静，舌上胎滑者，不可攻也。"（第130条）"病胁下素有痞，连在脐傍，痛引少腹，入阴筋者，此名脏结，死。"（第167条）

在腹诊上，脏结可以理解为腹腔内的脏器肿大或有形的病理产物之结聚。如脾肿大、肝肿大、腹腔积水以及癌肿所形成的、触诊时可触及的有形且质地较硬的异常积块。脏结预后不良，临床若发现，应及早进一步检查。《伤寒论》中之所以将结胸与脏结一起讨论，是因为它们有一些类似的地方，如都是邪气实，但结胸正气不衰而脏结正气已衰，结胸是水热互结所致，而脏结多是阴寒内凝之证。脏结是死证，所以连个处方都没有。因此，对于体内有癌肿的患者，按摩可以作为其辅助治疗，却不是主要的治疗手段。但这里并不是说癌症是按摩的禁忌，按摩作为药物、手术和其他诸如介入疗法等的辅助治疗手段，也是可以为癌症患者提升正气、消积祛邪的。西医也认识到了这一点，故针灸、推拿等外治法也常被西医运用于癌症的治疗过程中。

在这里，我想提出一个个人看法。大多的脏结，我们并不能在腹诊时触及有形的积结肿物，但脏结的体征是存在着的。这个腹诊体征就是在患者腹腔的深层，在脐下的腹后壁区，我们可以触到一个类似胶状的覆盖性的区域，大概在脐上和脐下两三寸的长度内，其手感像包裹于腰椎前缘的胶泥般，质地较硬但有韧性，只有深层触诊时方可感知，表层及中层的触诊有时会忽略掉。此区域有压痛，指尖触及后可感受到其寒性。脏结一般两侧对称，有点像在腹腔深层的腰椎前覆盖了一块保温砖，呈弧形，或像一块厚实、形状规则、水分并不是很多的淤泥。这样的描述仍不准确，摸到就会明白。我在几乎所有癌症患者的腹部都触到了这样的体征和积结。我想，这可能就是阴寒久凝，与痰湿相结，黏腻附着不化的一种表现，但也不能确定，可以以此作为腹诊的一个参考吧，而且现在的影像技术已经很发达，可以为我们触诊提供指导。我印象最深的一位患者，她曾经是我门诊的脂肪肝观察病例，当时她疗效很好。4～5年后，当她再次来看诊时，说又出现了腹部不适、胀满、吃不下饭的症状。腹诊时，我就在她的脐后上下摸到了这样一个结聚区，当时我心中一凉，后来她果然被确诊为癌症。另外，我也曾在一位二十七八岁的女性腹腔内触及此种脏结，她虽无癌肿，却是一位内寒极盛、湿邪阻滞、阳气不足体质的人，这与癌肿的性质是一致的。

　　另外，《伤寒论》在脏结中提到了阴缩，其实这也不算是死症了，它与肝寒有关，《黄帝内经》中说，"伤于寒则阴缩入"。此证治标的手法很简单：弹拨腹筋，即带脉，并弹拨股内筋，即内收肌起点区，就可以起到弛纵的作用。治本则应通脉祛寒，松筋养血。血不荣筋、寒邪内侵或阴寒内凝是其病机，标本共治是可以痊愈的。

第 15 章　热扰胸膈，心中懊憹

　　发汗后，水药不得入口为逆。若更发汗，必吐下不止。发汗吐下后，虚烦不得眠；若剧者，必反复颠倒，心中懊憹，栀子豉汤主之；若少气者，栀子甘草豉汤主之；若呕者，栀子生姜豉汤主之。（第76条）

——《伤寒论》

　　心下是一个特殊的部位，可以说，是被三阳所包绕的一个间隙，往往会成为邪气留滞、停蓄的场所。无论是太阳表证或少阳、阳明经证或少阳、阳明腑证，都可能导致心下部位的气机失和，甚至邪实成结。另外，若不及时祛邪，久之还会影响到太阴、少阴与厥阴。从形体结构而言，心下的上界是膈，膈上属于上焦，内居心肺，膈下为心下，有胆、胃二腑。当心下有热结气郁时，尤其是阳明的热邪结聚时，最易上冲动膈，影响膈的功能并进而损及心、肺二脏，这点从心下痞、心下硬、心下支结、胸胁苦满、胁下痞硬等心下部位的症状中，常兼有烦躁、心烦、胸满、客气动膈等症可以证明。正因为膈的这种生理特征和易于受邪的部位特点，在心下有邪时，还会出现一种以心中懊憹、虚烦为特点的证候，即热扰胸膈。

　　《伤寒论》中载："发汗后，水药不得入口为逆。若更发汗，必吐下不止。发汗吐下后，虚烦不得眠；若剧者，必反复颠倒，心中懊憹，栀子豉汤主之；若少气者，栀子甘草豉汤主之；若呕者，栀子生姜豉汤主之。"（第 76 条）这里有一个特别的腹症——心中懊憹，临床表现为心下嘈杂、填塞不舒，且心中烦乱特甚，有无法言说的滞闷感与扰动感。刘河间将这种感觉比作如食巴豆或乌头等毒药后的心中杂乱痛苦感，可见其郁烦塞乱的状况之甚。心中懊憹、虚烦不得眠、反复颠倒，这是心下热结火郁，上扰胸膈而致气机逆乱、心神受扰的表现。少阴心主，受下焦少阴肾水滋养，为君火，心下郁火引动心阳则烦乱不眠，气机不利则下焦阴血无以上承，更添其烦乱。

心中懊憹是热扰胸膈之象，在结胸证中，水热互结，客气动膈，也会出现此症。但此时因出现了膈内剧痛、心下应硬等急重症状，心中懊憹显得不那么严重了。而在太阳病因误下而致邪热内传，或阳明有热，火郁心下，或三阳合病，热在心下，扰动胸膈之时，则会引发上述虚烦不得眠、反复颠倒、心中懊憹之症。因此，在《伤寒论》中，心中懊憹之热扰胸膈，多在阳明病中出现，如第 199 条的阳明湿热证和第 221 条的阳明误下证，均因胃中空虚而余热留扰，视心中懊憹为主症。

心中懊憹是一种以心下胸膈部的郁烦、塞乱感，患者常主诉其心窝、心口或剑突周围有杂乱、堵塞感，如塞了棉花或鸡毛，乱糟糟并且心中烦闷无以舒展。在腹诊中，我们常可触到患者的心下偏上部，即剑突、鸠尾穴及两侧有鼓胀感，并且局部皮温略有升高。也就是说，此时由于气火内郁，必有心下满，但部位偏于膈下，且由于热郁导致局部皮温高，或有我们以前说过的由郁热所致的身热不扬。这时剑突下肋弓角区的腹壁多高于肋平面，按之有轻度的紧绷感，局部皮肤及皮下组织不易捏起，按压时有胀闷上顶感，但无明显压痛。热扰胸膈致心中懊憹的患者多会有不自觉的长出气、吐气、叹气的动作，或有类似神经性的反复嗳气，喜欢登高或到空旷场所，且有不自觉地伸展上肢以减轻胸膈压力的动作，如仰卧时上举双臂等。

热扰胸膈或因太阳表邪不解内传心下，或因阳明热郁心下，或因阳明腑实热邪上扰，或因阳明误下而使余热不去，故阳明居中，气火上逆是其病机。临床上，这样的气火郁扰，多因情志、饮食因素所致。小石就是这样一位患者，他是由母亲带着来的，以前因颈椎病也来过。他21岁，是大学生，也是一位很有礼貌的小伙子。他进来时我就闻到了一股酒味，小石也显得不安，走来走去，坐不住。一问他，我就笑了，原来昨晚，放暑假回家的他吹牛在学校和同学喝酒很厉害，父亲就说，好呀，那你今晚就陪老爸喝几杯。母亲也为他们做了几个菜，大家都挺高兴，没想到，三杯下肚后，小石突然就挺不住了，感觉头晕、恶心，便倒在地上站不起来了。母亲一边埋怨父亲怎么把儿子灌倒了，一边把儿子扶上床，中间小石吐了两次，早晨起来还是感觉不舒服，就赶紧上医院了。我问小石哪里最不舒服，他指着上腹部说，这里面胀，有顶着的感觉，不想吃东西，有点儿恶心，昨晚也没睡好，心里空空的，有点儿烦。他母亲也说，他早晨起来还像酒没醒似的，躁动得很。我触摸他的腹部，感到心下胀满，略紧绷，皮温明显高。其间，我至少听到两次他在用力吐气。我又触诊了他的胃脘部，也是满满的，胃内似乎还有食物，有一些类似心下痞硬的感觉。我问他想吐吗，他说有一点。

　　这就是一个因食辛辣之品而使热内舍阳明，以致火郁不去的热扰胸膈、心中懊憹的证候。其实，可以感觉到，小石的胃脘之内还是有余邪的，虽然饮食已入肠道，但因胃腑受损，故其余热、水饮尚在，因此，他除了烦、满、滞塞外，还有心下痞硬、恶心的感觉。于是，我决定，让他微微呕吐一下，把胃内余邪吐出来。我先是让他喝了一杯大约300mL的清水，过了5分钟，我让他呈右侧卧位，我站在他身后，一手扶着他的肩，一手以掌根自脐向上推至上脘穴，这样反复四五次后，我问他有没有想呕吐的感觉，他说有一点。然后，我又做了一次快速的推冲，对他说，如果感觉想吐，就吐出来吧。小石就对着我已准备好的垃圾袋吐了出来，他吐出的都是清水和黏液。吐完后，我让他休息了一会儿，并给他点了点天枢穴，振颤关元穴，点按足三里穴。他起来后说，哎呀，吐出来舒服多了。我嘱咐他母亲，让他清淡饮食，好好休息。

　　这就是我们按摩临床中并不常用的涌吐法，小石因宿酒仍在，留扰胸膈，经几天休息调养应该也能恢复，但疗程可能较长，若能一鼓作气，以涌吐的形式把余邪排出，效果就可以立竿见影了。后来，小石还问我，当天酒醉也吐了，为什么没这样的效果，我笑了，说，你那是胃不受纳的病理反应，而我的手法是振奋你的正气，驱邪外出，就好比感冒有时也会出汗，但症状不会减轻，而用了药出的汗就可以解热。

这样的涌吐手法我们日常是不提倡用的，尤其对于酒醉且神志失常或昏迷不醒的患者切不可用，因为那时患者自我调节能力很差，过度涌吐有可能使其将胃内容物吸入呼吸道，造成危险。而且，涌吐作为一个泻法，也只能用在像小石这样正气充沛、身体结实的青壮年人身上，而久病之人，老年人，胃部有溃疡或其他基础病的患者切不可用，否则会致邪未去而正气伤，适得其反。吐后一定要配合调和脾胃、通畅气机的手法，按摩还是以扶正为本。当然，如果是饮食内停或误食异物、毒物，所食之物仍在胃脘时，涌吐法也是一个救急的选择。记得在上学时我也曾用这个方法帮助一位同学将卡在咽喉处的鱼刺随食物一起吐出。现在医疗技术进步，已经有了更好的治疗方法，我们的这些土办法在不得已时才使用，要注意保证患者安全。

另外，心中懊憹、热郁胸膈还常常伴有一个症状，临床多见，那就是饥不能食。《伤寒论》载："阳明病，下之，其外有热，手足温，不结胸，心中懊憹，饥不能食，但头汗出者，栀子豉汤主之。"（第 228 条）这里的饥不能食，不是我们常说的食后腹胀或食积，而是有饥饿感，也有食欲，只是食后那种心中懊憹、虚烦不得眠的症状会加重，甚至郁郁烦闷，待饮食消化后就有所缓解，或清淡饮食、少食更觉舒服轻松。这是因为胃中有热，热能化食而使饥饿感增强，但食入于胃，增加了胃腑负担，同时有碍气机运行，邪气上扰胸膈心神、内扰胃腑气机，故而又不能食，且食后病情加重。这种症状在当今喜食辛辣、起居无规律而致胃腑阴虚内热的人群中是越来越多见了，尤其是在心理压力过大、情绪紧张、思虑过度而心神本弱的人群中更易出现。

马先生就是这样一位患者，他 40 出头，在一家公司做销售，应酬很多，经常出差，生活没有规律。他第一次来看诊时主诉胃胀，食后尤重。经询问，他还有失眠、全身无力、烦躁易怒、情绪不佳等症状。他自己也清楚，这与他的工作性质和生活状态有关。我问他胃胀到什么程度，他说，吃完饭就胀，还有点儿烦，晚上要是吃得多一点就睡不好，胃里像塞了东西似的，感觉乱七八糟的，总想打个饱嗝或长出一口气才舒服。经触诊，我发现他有明显的心下满、剑突下膨隆的症状，就连他呼出的气都是热热的。我跟他说，常觉饥饿却食后烦躁、腹胀、睡眠不好是由胃热造成的，一定要少吃辛辣，应戒酒，作息规律，这样内热才能消退。他坚持治疗了 10 次，治疗手法不外推三脘穴、摩鸠尾穴、分推胸胁、拨理膈俞穴、揉腹、提拿腹肌、点按足三里穴等。

治疗期间，他偶有应酬，没出差，所以效果还是不错的，他心下的满胀明显好转，也没有那么急迫的饥饿感了，情绪和睡眠情况也改善了。最明显的是，在触诊时，他那种心下郁热、皮温升高的感觉基本上消失了。但是，他没能坚持下来，连续几次出差后就中断了治疗。后来见面时，我也跟他说，任何治疗都是建立在合理的饮食与规律的起居习惯上的，医生只是辅助者，不可能替代一切。他苦笑说，明白，等我忙过这阵子，一定好好治疗保养。可以理解，为了生活，他要努力，这样的毛病，可能还不足以影响他的工作、生活，所以他觉得可以坚持一下。可是，积沙成塔，积水成渊，长此以往，就可能会发展成湿热内蕴、肝郁血瘀或是心脾两虚、心肾不交之证，现在人所说的"三高""四高"不都是这样积累出来的吗？的确，这位患者的热郁胸膈、心中懊憹、饥不能食尚只是热郁，没有形成邪结，属于功能性问题，器质上无显著改变，这是因为我们体内的自我平衡能力还在发挥着作用，一旦有一天我们自身调节功能失职或到了极限，就会发生质变，那时医生就更难有所作为了。

我们说热扰或热郁胸膈、心中懊憹的腹诊要点，就是心下满和心下腹部皮肤的温度升高，甚至身热不扬。这又引出了一个条文，即"阳明病，法多汗，反无汗，其身如虫行皮中状者，此以久虚故也"。（第 196 条）阳明病，本来是有汗的，或是大汗，或是潮热汗出的，但若无汗，那就是湿热内阻致汗出不畅而出现的无汗或但头汗出，或因阳明久病，热伤津液，胃气被伤，水谷无以化生，阴虚日甚所致的无汗。就像上述这位马先生，胃气已伤，若还不注意，就有可能向这样的阳明虚证发展，这也是我们常说的糖尿病，即消渴的主要病机之一。

这里还有一个如虫行的症状，这是由于脾胃主肌肉，阳明气虚，气血生化无源，不能使汗透发肌表，故而有虫行感。这是一个典型的气虚不足的证候，不是短期形成的，而是久虚导致的。因此，在有初始症状时，应当及时纠正，若久之，将随患者体质、生活状态或其他诱因等发为不同疾病。

老卢就是这样一位有虫行感的患者，他 63 岁，来诊是为治疗腰痛，主诉近一年来常腰腿痛，多方治疗效果不佳，检查虽有腰椎间盘突出和终板炎，但此病在他这个年纪也属临床常见，并不特殊。在询问中，他补充了很多症状，其中最引起我注意的就是皮肤瘙痒，瘙痒部位局限在上腹部和背部，而且皮肤没有如过敏、荨麻疹、皮炎那样的病变，只是痒，患者自述像小风在里面吹似的。我一想，这不就是虫行皮里的感觉吗？再问他饮食情况，果然，他最近食欲不佳，且常有胃胀。腹诊时，可感心下柔软，大腹却略胀满，剑突下、脐周有轻压痛，心下皮肤温度也略高，但皮肤湿润，不干燥。这就是一个阳明病日久致气虚内热损及太阴的脾胃阴虚证了。我想，他的腰痛可能与终板炎有关，也有可能是阳明、太阴经气不利，以致肌肉、四肢气血失荣。

一般而言，即使是比较严重的腰椎间盘突出，经过一年的治疗，从用药到针灸再到按摩，除了手术，其他方法都用了，病情应该大有缓解才对。可他久治不愈，或许应该从阳明、太阴经入手治疗了。于是，我从健脾胃、通阳明、太阴经入手，以腹部按摩、循经取穴之法来开腠理、和营卫，果然疗效立刻显现，不但他的胃胀、瘙痒之症消失了，腰痛也明显好转了。在治疗中，聊天时我也问过他，之前有没有过类似心中懊憹、胸膈嘈杂、失眠等问题，他不太理解我的意思，但说他以前爱胸闷、急躁、能吃且容易饿，但后来就越来越不能吃了，以为是年纪大了才这样呢，看来，基本的病症还是相同的。

第16章　腹满

太阴之为病，腹满而吐，食不下，自利益甚，时腹自痛。若下之，必胸下结硬。（第273条）

——《伤寒论》

气伤痛，形伤肿，我们在按摩临床中会发现，除了外伤等特殊因素，一般疾病都有着由气到血再到津液、由外到内、由形体到经脉再到脏腑的发展过程。对于多数内科疾病而言，首先，或者说其初始阶段，病机以气的损伤或气机运行不通畅为主，因而在腹诊时，也会表现出满的症状。因此，满是腹部诊查中最为常见的一个基础性腹征，如心下满、少腹满、胸胁苦满以及由此发展而成的痞满、硬满、满痛等。满，是机体气机阻滞后必然出现的一个以腹壁膨隆、腹部皮肤及皮下组织轻度紧张、按之有一定弹性，弥漫的，且在一个局部区域内较为均匀、比较表浅的一个腹征。在诸多种类的满中，腹满在《伤寒论》中是被提及最多的，达26次。

我们常说的腹满指大腹满，是相对于心下满、少腹满、胁下满而言的，是以脐为中心的腹部区域的鼓胀膨满。大腹，是指脐周四指内的一个圆形区域，在腹部正中，属太阴，这与太阴五行属土、位居中央相吻合。这里的脐周四指是一个相对的概念，正如心下少阳、阳明没有一个明确的分界线一样。大腹之太阴，与周边胸胁的少阳、心下的阳明、下腹的少阴、少腹的厥阴都是相互连接、相互交融的，这也是六经相辅相成、协调统一关系的体现。而且这里还有一个特殊的结构——脐。在解剖学中，脐并不是一个十分重要的形体结构，而只是一个脐环，是胚胎获取养分的通道，婴儿离开母体后就逐渐退化了。但对中医而言，脐是一个沟通内外、联络先天与后天的重要部位，前连于大腹之太阴，与后天之本的脾胃相通。脐后是肾间，与先天之本相通，肾之气在脐后鼓动着全身之气的运行。以脐为界，腹部被划分为中焦与下焦。但与划分上焦、中焦的膈不同，脐是一个管状的、圆柱形的结构，除了属于奇经八脉的冲、任、督、带四脉经过脐部外，十二经皆围绕着脐。结构决定功能，功能造就结构，这些特征都表明，脐的功能以斡旋上下、沟通先后天和保护元气为主，而膈更多的是起分隔上下、护卫君相心肺、分离水谷清浊之功。也正因如此，脐及脐周五分，虽在大腹正中，却不属太阴，而属少阴，有点儿像太极图里的"鱼眼"。如果说，膈及胸胁以三阳受邪为主，那么脐则更关乎三阴。当然，这并不是绝对的阴或者阳，也有着阴阳之间相互的影响与转换，尤其是大腹，位于脐周，上承三阳，下通三阴，几乎六经病均可见腹满，且无论虚实寒热，在临床腹诊中要多结合兼症和相关腹征进行综合分析。

所谓腹满，就是大腹部的胀满膨隆，按之有鼓胀感，且有一定弹性，患者有抵抗或紧张感，亦会有腹胀、气阻不舒甚至因胀而喘促、身体沉重等多种不适之症。要了解腹满的触诊特征，就一定要分清虚实。腹满不减，减不足言者为实；腹满时减，喜温喜按者为虚。对于实证的腹满，腹部触诊时可见腹壁隆起，高于肋平面或髂前上棘，皮肤及皮下组织张力略升高，按之有弹性和抵抗感，但不强，大腹圆而如球状且凸起，深按会有气窜感、疼痛感或胀闷感。虚性的腹满，腹壁较平软，皮肤和皮下组织松软无力，但在腹肌之下的腹腔表层可触及鼓胀感，有弹性，其张力明显高于皮表，有均匀的圆形轮廓，按之也会有气窜或胀滞感，胀满区弹性及抵抗感均弱。一般而言，腹满集中于大腹，有一定的轮廓和边界，严重者可见脐周如圆盘状。但有时腹满是全腹性的，从胸胁到骨盆均出现鼓胀隆起，均匀而广泛，这样的腹满体征多属实性或本虚标实，腹部隆起明显。

这里还有一个问题，心下有满，亦有痞，那么大腹有满，有没有痞呢？作为气之轻度的结聚，处于有形与无形之间的痞，在大腹这个区域也应该是存在的，但纵观《伤寒论》，没有关于腹痞或腹痞满的论述，这是由脐腹部的结构特点所决定的。大腹之下有小肠，周围又环有结肠，脏腑连接紧密，故不似心下之间隙大而松空。脐连太阴、少阴，下通厥阴，内敛而沉蓄，其收藏、涵养之性大于升发、外达之性。故临床中，在脐下常触及悸动、结聚而鲜见痞。在脐上的大腹部位，因与心下及胸胁相通，且为水谷腐熟、运化及泌别清浊的枢纽，所以易于出现气机不畅、气结而聚。因此，在脐上的大腹是会有痞产生的，但由于气之性无形、上浮，一旦失运，升而不降，故脐上所产生之痞多可在心下和胁下触及，与心下痞及胁下痞所在部位类似，均在大腹与心下、胁下相交之处。所不同之处为脐上痞根于大腹之上部，而心下痞和胁下痞根于心下和胸胁，加之其形成原因是相同的，均是由中焦气机阻滞或少阳枢机不利而致，故无须勉强鉴别，可统称为心下痞或胁下痞。只是在临床治疗中，我们需要探明其痞根所在，循其源而施手法。

另外，大腹脐周的触诊中，我们要将腹满与腹内脏腑及其内容物相区别。大腹之下为大小肠，属腑，传化物而不藏。大腹的内侧以小肠为主，盘绕紧密，内为食糜，所以触之应平软或微凸而无胀、紧之感。而大腹周缘，为长形结肠盘绕，内为食物残渣，质地随节段，越近下端越硬，故在大腹周边，可以触及管形结肠或宿便，形状或如结节团块，或如长管，质地较软，且可随排便或饮食而移动或变化，这种现象都是正常的。但若在便秘或有肠易激综合征或胃肠蠕动较慢时，可见宿便多而硬，在左下腹可触及粗而硬的肠管，形态清晰，甚至在上腹部也可触及类似结块。这时也多会伴有腹满，其满者多表现在腹壁和浅层部位，是整体性的胀满，而这些肠管或内容物则呈现为有局限性的、位置较深的结节，应该容易区分。但这要与我们所说的痞相区别，痞是气性的，质地如丝绸、软囊，形状可变，可以移动和消失，多出现在上腹部，这与胃肠内容物和宿便在质地和部位上是不同的。

因为腹满是一个基础性的、广泛存在的体征，所以临床上多是作为兼症出现，还须详加辨别。而将腹满作为主症加以论述的，是太阴提纲症，《伤寒论》中载："太阴之为病，腹满而吐，食不下，自利益甚，时腹自痛。若下之，必胸下结硬。"（第 273 条）太阴为至阴，脾为后天之本，太阴之脏，阳气相对较弱，并且脾的后天化生功能是在脾阳的升、运、布、达下完成的。因此，太阴病以阳虚和寒湿为主证。条文中又列举了腹满、下利、腹痛、食不下等症，这些都是脾阳不足、升清无力、中有寒湿之象。阳不足，寒湿主凝滞，中气不运，自然腹满，无力运化则食不下，无力升举则下利益甚，故而是太阴病的纲领性症状。

太阴寒湿证，脾阳不足，腹满属虚，故腹诊中呈现出一种外濡内满、外柔内紧的状态。皮肤、皮下组织松软无力，初触有濡而柔弱的感觉，腹壁的膨隆也不明显。但稍向腹腔内循按，就可触到大腹周围有胀满和支撑的感觉，向深处按压会有一定的抵抗感，有弹性。由于这种腹满是虚性的，寒湿壅盛和阳气不足之状更为明显，故更局限于大腹，有时大腹甚至状如盘，轮廓清晰，大腹周围则多表现为濡软无力或腹壁张力相对正常。这种腹满以患者消化不良、便溏、食欲不振、食后腹胀为主要临床表现。腹满的特点是腹满时减，可随饮食和运动有所变化，如保暖、热敷、艾灸、饮热水或者局部按摩等能稍微振奋中阳、帮助气机运行或祛化寒湿的方法，都有助于改善此症状。但患者稍有不慎，如过饱、食寒、着凉，腹满的症状又会加重。这类患者一般病程较长，所以下利便溏、时时腹痛等症状是持续的、进行性的。按摩临床中类似的情况很多，如在慢性胃炎、慢性肠道疾病患者身上均可见到。

刑女士就是这样一位患者，今年 50 岁，来诊时主诉腹胀、食不下。看她本人，形体消瘦、语音无力，查其腹部，腹皮腹肌薄弱，皮温低，触之寒凉。腹壁濡软，但向腹内循按时，可触到脐周有一如盘状的胀满区，边界清晰。按压天枢穴、下脘穴均有压痛。而且在她的上腹部左右，即腹直肌外缘与那个盘状胀满区的边缘交界处可触及松软的痞，浮沉不定。患者自诉饮食量少，每餐约一两，稍微多吃些或食物油腻过大，就会腹胀如鼓，便溏20多年，稍食寒凉就会腹泻，平日畏寒、易疲倦。看她的相关检查结果，胃镜、肠镜、生化均显示无严重病变，近年来的3次胃镜检查中，她曾有一次被诊断为浅表性胃炎，且程度为轻中度。从中医的角度看，这是一个典型的脾阳不足、中焦虚寒的证候。

由于她在诊查中表现出的虚寒征象明显，但未出现明显的腹痛、恶心，日常也只是便溏而非下利，故以中焦因寒而滞、中阳被郁的证候为主。因此，治疗上应以行气消满、健脾温阳为法。在具体手法上，先消痞、再消满。首先，针对上腹两侧的痞施以挤按，由于患者瘦弱，痞的形质也十分柔软，双手相对挤按数次，痞即可消失或内收。此时沿痞消退的方向循按痞根之所在，进行较深层的、持续的点、颤或拨理。刑女士上腹两侧的痞根都不在心下，而是在腹满的边缘，若从现代解剖学的角度来看，痞根在小肠区的左右两个上角处。从腹直肌外缘向腹后壁的正中偏下位置按压、振颤，争取力达脊前，即解剖学所说的肠系膜根部。手法成功与否的标志是再次治疗时是否还有痞出现。若连续2～3次的腹诊已无上腹痞的症状，则说明痞根已除。接下来的治疗则以腹满区的边缘为主，进行推理、点按，同时在正中线反复操作向上、向外的提拿法，这种正上方的外开、外达之手法与侧方的挤压、推动之手法是消除胀满的最佳搭配。治疗中，再辅助以循经取穴即可。刑女士经过3个月的治疗后，原先的症状基本消失，可以正常饮食，甚至可以吃些凉菜了，腹胀也减轻了很多，人也精神了，只是便溏的症状虽有缓解却仍存在。对于太阴脾虚，临床医生都很头痛，治疗起来是很难很慢的，患者的饮食起居配合对疗效也有着很大影响。刑女士3个月20多次的治疗能取得这样的效果，已经很好了，这也与她坚持适当运动和规律饮食有很大的关系。

有一部分肥胖的患者，虽然表面看似很壮实，但实际上，其中很多属于太阴虚寒、脾阳不足之证，尤其是一些脂肪肝、高脂血症的中老年患者，表面上腹围增大、体重超标，但触诊其腹部，皮温低，甚至冰凉，腹皮及皮下脂肪濡软无力，但深按有明显的、凝聚成盘状的腹满区，而且多会有上腹部的痞、胁下痞或心下痞。患者常诉便溏、腹胀、不喜冷食、疲乏无力多年，检查有脂肪肝、血脂的升高。这在中医里还有一个解释，土壅木郁。由于脾的虚弱，造成了中焦脾阳运化失职，气机壅滞可影响肝胆的功能，出现了类似现代脂肪肝、胆息肉、高脂血症那样的疾病。治疗上也依前述之法，先除痞，再消满，除痞要除根，消满要开合并用。

太阴虚寒的腹满，腹满时减，复如故，按之不痛或微痛，喜温喜按。而在临床中我们也会遇到一类患者，腹胀如鼓，按之痛，喜冷，多汗，大便秘结，这是腹满的实证，多属阳明腑实或阳经有热。如《伤寒论》所载"腹满不减，减不足言，当下之，宜大承气汤"（第255条），这是对阳明腑实证腹诊特征的描述，多么形象，阳明腑实证的患者腹部多隆起，明显高于肋平面，胀满的范围多不仅限于大腹，而是延及心下、胁下和小腹，但在胁下、剑突下和少腹部，胀满的感觉会弱一些，呈现出以大腹为中心的整体性的膨胀感。这时的腹壁皮肤和皮下组织也会因腹部隆起而略显紧绷，按之有弹性和轻度的抵抗感，腹满严重者这样的触感会很强，向腹腔深处按压，会有气的挤压和推移感，患者明显有气息走窜、气胀或疼痛感。由于腑实已成，在大腹周边，主要是结肠区，我们多可触及宿便和管形结肠，尤其在左下腹更明显，可表浅于腹腔上层。同时，由于阳热实盛、胀满弥漫，反不易触及上述虚寒证时的那种状如盘、边缘清晰的局限性体征。

这样的阳明腑实证在一些青壮年男性患者中多见，尤其是饮食偏肥甘辛辣、饮酒、暴食、起居失节又体格壮实者。老黄就是这样一位患者，他刚退休，身体很好，经常参加聚会、旅游，用他的话说，退休了，就剩吃喝玩乐了。那天来诊，他告诉我，七八天没有好好大便了，肚子胀得厉害，但也不影响吃喝。我让他躺下，腹部果然像扣着的锅底一样高高隆起，按上去皮温高，弹性和抵抗感很明显。向周边触诊，触到肋下、侧腹和腹股沟区，才感觉胀满感和那种腹壁的紧绷感稍微松弛些。在天枢、下脘穴处按压，他有疼痛感。他的左下腹能触到明显的管形结肠，长而硬，位置表浅，轻触即得。后来在按摩治疗中，当他的腹满稍减时，我在他的上腹右侧结肠曲处也同样触到了类似宿便样的结节，可见他的便秘有多严重。我问他，腹胀什么时候会好些，他想了想说，这些天总这么胀，早晨似乎好些，但吃完饭又胀起来了。接着他问我，你看我吃的东西都上哪去了？我刚旅游回来，在外面 10 天，基本没大便，可是还老是感觉饿，饭量一点也没减，要不是胀得厉害，我也不来看病呢。我笑着对他说，你就是有火，胃火化食，越便秘越生火，越有火越能吃，恶性循环。对于他的治疗，应以通便治标为先，故前 5 次治疗是每日连续的，清出宿便后，每周再进行 2 次以治本为主的治疗，健脾清胃，协调太阴、阳明经，经过 10 多次的治疗后，老黄的腹胀基本消失了，大便恢复每日 1 次，并且多汗、易饥症状也有明显好转。

清腑通便，在手法上要突出两点，一是直接对宿便所结之处进行推理，加速其排出。如沿横结肠、降结肠、乙状结肠进行推揉、拨理、挤压。从腹结穴向骨盆深层即骶骨前方直肠区进行按压、振颤，叩击骶骨并点按长强穴等。这些手法作用于肠道，其治疗效果是其他疗法无法相比的，可立即见效。二是要清阳明热结，腹部膨满不减的症状正是阳明热盛，邪与热结，进而影响中焦气机升降造成的。因此，通实便与清邪热必须并行。所用手法如提拿腹部两侧阳明经，点按、推理大腹周缘，抓提脾俞、胃俞穴等，均以局部透热或微有汗出为度。一通一清，缺一不可，这也是按摩以和为宗旨、多法并行的体现。

待老黄连续三四次排出宿便后，手法可转为以健脾和胃为主，如揉全腹，清三脘，拿腹肌，点按足三里穴、公孙穴，弹拨脾俞、胃俞穴等。尤其要注意仔细触诊腹内的痞、满和宿便，对其重点操作，待腹部平软即可。其实，即使是中度肥胖者，腹部中央高点也是微微高出肋平面且柔软的，腹部过度隆起或凹陷都是不正常的。

这里，还有一个小病号，从中医角度而言，她所患的也是一个阳明腑实证。她叫明明，才 5 岁的小姑娘，却从小便秘，现在每隔两三日就用一次开塞露，不用开塞露她几乎不能自己排便。到儿科检查后，诊断为结肠冗长，建议手术治疗。家长不愿意孩子这么小就做手术，于是来找我。明明并不胖，可是我一摸她的肚子，像一个皮球，圆鼓鼓的，轻轻按压还有一定的抵抗感。家长说，孩子吃饭还可以，但总有口臭，面色也有些黄。再向左下腹触诊，几乎就在腹壁之下，有一个长条形的、孩子手腕那么粗的结肠管状结节，清晰可触，约有 10cm，呈横向走行，且比较柔软。我想，这大概就是那段冗长的结肠吧。家长说，孩子前天用开塞露才解了一次大便，大便是球状的，很硬。她小小年纪，腑实证还挺严重。不过，对于儿童，手法上可不能像成年人那样挤压、点按，此类手法对儿童来说力度太重了。所以，我选用了以下几个手法：一是捏捻法，在那个长条形的结节处，将皮肤和皮下组织用三指捏起，然后上下左右捻动，分 3 ~ 5 个点，全节段自外向内操作，这里的皮肤并不敏感，孩子不会太痛。二是振颤法，仍是针对这个冗长区，拇指与食指、中指相对于肠管的上下边缘，将其捏起，不可深按，然后做振颤法，将这段肠管抖动起来，也是自外而内操作 3 ~ 5 个点。三是摩腹法，以脐为中心摩腹，至局部发热即可。四是捏脊法，这是儿科的常规操作手法。最后，让孩子坐起来，我自后而前，用两手中三指轻轻按压孩子的两髂窝处，让孩子左右转身，反复五六次，起到深层牵拉和促进肠蠕动的作用。另外，我还教会了明明，在上厕所时自己点自己的支沟穴。支沟穴有很好的促进排便作用，尤其是即时作用强，孩子属纯阳之体，穴位敏感性更佳，比成人更有效。

　　经过 10 次治疗，明明圆鼓鼓的小肚子消下去了，那个长长的存宿便的肠管也短了、细了，并且在治疗过程中，她再也没有排过那种硬得像石头的球状便。家长说，孩子的脸色好多了，只是有时排便还有些困难，尤其第一下，要用开塞露的头顶一下肛门才行，但不用挤药水了。我笑了，说，这就不是我的工作了，这要你们家长来训练她，这孩子很小就用开塞露，形成了条件反射，你们要训练她定时排便，一段时间后，她学会自主排便就好了。至于家长担心的结肠冗长，我也告诉他们，没有太大关系，孩子的可塑性是很强的，只要我们保证她饮食正常、排便规律，这样一段稍长的结肠造成的问题，完全可以被身体适应和代偿。现在这个孩子已经上学了，一切正常，早就不用开塞露了。

当然，"腹满不减，减不足言"并非一定是腑实证，如尚未成燥屎的结实，只是阳明气分热盛或三阳合病，热蕴经脉而无实邪相结所致，则表现出腹满而无便结。《伤寒论》载："三阳合病，腹满身重，难以转侧，口不仁，面垢，谵语，遗尿。发汗则谵语，下之则额上生汗，手足逆冷。若自汗出者，白虎汤主之。"（第219条）这里虽是三阳合病，却以阳明气分热盛为主，所以有口不仁、面垢甚至谵语的情况。按摩临床中这样的病证并不多见，患者多在内科就诊，但偶有因腹胀而身体沉重者来诊，小田就是这么一位患者。

小田是个小伙子，不到30岁，体格健壮，常参加单位的运动会，有时因扭伤或饮食不节而导致的腹胀、便秘来按摩治疗。那日来诊，他主诉腹胀，但自称没有饮酒、暴食，只是有点儿感冒，一两天就好了。可是这两天肚子胀得厉害，自己摸着也鼓鼓的。经触诊，我发现他果然腹胀隆起，皮温略高，按之有胀满感，却没有明显疼痛，心下、胁下均可触摸到痞。在检查过程中他翻身时引起了我的注意，因为他在翻身时竟将我们诊疗床的床单卷了起来，几乎掉到了地上。他虽较胖，平时动作却是很灵活的，怎么翻个身就把床单给带起来了，这可是老年人和腰痛患者常会有的情况呀。我问他，还有别的不舒服吗。他想了想，以为我问他大便情况，他说，这两天还可以，没有便秘。我问他累不累，他说，是有点，身上觉得挺沉的，像被捆上了似的，转不动。我笑了，说，对呀，你看，把我们的床单都弄乱了。这是一个典型的身重不能转侧的症状。

这样的三阳合病，以气分有热为主，多由外感而来，当时我想，小田这个阳明热盛，可能不是太阳风寒所致，因为他传变得很快，这是阳明表证的特点。这可能是中风而来，因为他说他之前有一两天的感冒，但是否有面赤、额头痛就不得而知了，但可以确定的是，他这是一个阳明外证，即阳明经里热炽盛而表现于外的证候，热在气分而无腑实。正如《伤寒论》所言，"问曰：阳明病外证云何？答曰：身热，汗自出，不恶寒，反恶热也"（第182条）。小田来时身上就有汗，平时也是一个怕热多汗的阳明体质。

这样的腹胀、身重，治疗时当然是以清三阳郁热为主。主要手法有提拿腹部阳明经，即提拿两侧腹肌，摩腹，分推胸胁；捏捻背部太阳经，以风门、肺俞、大椎穴区为主；另结合腹诊，施以揉腹消满之法，注意检查心下、胁下，如有痞，应及时挤压、拨理消除。

《伤寒论》有26条条文论及腹满，有太阳表证之气机郁滞、营卫不和者，有少阳枢机不利者，有阳明气热者，有太阴虚寒者，有少阴虚寒者，有厥阴厥逆者，有亡阴津竭者，有水停者，有黄疸者，有虚劳者等。这些腹满涉及三阴三阳、虚实、表里，因此，临床上要随证分析，结合主症、兼症、脉诊、腹诊合参之。就按摩临床而言，常见者不外乎两类，一类是阳明腑实证，便秘腹满；一类是脏寒生满，三阴虚寒之证。其他如脏结、结胸、腹水、黄疸、亡阴、虚劳导致的腹满，当或泻或汗，或通或温，或清或补，大多不是按摩之和法能立即产生效果的，按摩仅可作为辅助治疗。

第17章　下不厌迟

阳明中风，口苦咽干，腹满微喘，发热恶寒，脉浮而紧，若下之，则腹满小便难也。（第189条）

——《伤寒论》

论及伤寒诸法，后世医家有一个精辟的说法——汗不厌早，下不厌迟。这就是说，我们在见到表证的时候，要尽快用汗法驱邪外出，而见到里证时，却不可急用下法。下之过早或下之不当，反而会造成变证或误治伤正。这体现了仲景先师首当扶正气、而后攻邪气的治疗宗旨。按摩临床中以和为大法，缺少大补、大泻、大汗的手法，因此，在汗下方面似乎有所不足，但以和为法在一定程度上也会避免一些汗下不当而造成的损害和误治。特长与不足共存，也是治疗上的辩证法。

前文我们看到太阴病的提纲，专门说不可下，下必胸中结硬。也就是说太阴病不可下，虽有腹满气滞，但不能用下法，否则会加重虚寒、伤及脾阳而出现类似脏结那样的结硬，后果显然很严重。当然，如果是典型的太阴病，本有下利益甚，一般不会再用下法。但如果太阴病合并外感或阳明病，也会出现腹满甚至便秘或大便出头硬，就容易造成误判，临床需注意区别。所以《伤寒论》中又载，"阳明中风，口苦咽干，腹满微喘，发热恶寒，脉浮而紧，若下之，则腹满小便难也"（第189条）"阳明病，若中寒者，不能食，小便不利，手足濈然汗出，此欲作固瘕，必大便初硬后溏。所以然者，以胃中冷，水谷不别故也"（第 191 条）。

阳明经、太阴经互为表里，足阳明胃经居于心下，足太阴脾经居于大腹，皆属土而运中焦，因此，二者在生理功能与病理转化方面的联系也是最为紧密的。胃中有寒，久之必损脾阳而致脾阳不足，胃中热盛也必伤津液，脾阴亦为之所虚。同理，若脾阳不足必损及阳明胃经，脾阴虚弱亦可致胃津不足。中焦在功能上，表现为腐熟与运化水谷和调控中焦气机的升降。不论是足阳明胃经还是足太阴脾经，功能紊乱首先出现的症状多是腹满。因此，见腹满，一定要辨明足阳明胃经、足太阴脾经之虚实寒热，再行治疗。就如文中所言，切不可见大便不畅、先硬后溏兼有腹满之症就急用下法，如果不当下而下之，就会造成虚寒更甚，或阳虚不能化水而小便不利，或虚寒内凝而有结硬。此时，较好的治疗方法应该是以手法和之，健运中焦，使患者慢慢恢复正气。按摩临床中脾胃虚寒、中焦失运证的患者最多。

曾见一位患者因太阴误下而致脾胃虚寒、清阳不升。小陈，IT 工作者，男，三十六七岁，因经常伏案、熬夜，身体状态并不理想，是医院的常客。从颈椎病、腰椎病到消化不良、失眠，他都得过。他的症状我是很熟悉的，典型的太阴脾虚之证，经常腹胀、腹痛，大便时结时溏，稍微饮食不当就会腹泻。那次正值世界杯，他们公司也特别忙，应酬很多。他陪客户熬夜看球、喝啤酒后，第二天就觉得特别不舒服，症见全身无力、腹胀、胃痛，也有些烦躁。因为忙，他没有去医院，就到某诊所开了几服中药。没想到吃药后就开始腹泻，连续 5 天，泻得都脱肛了。他不敢再吃药了，就来找我看。我看了他的病历，记录症状为胃痛、腹胀、便秘、全身无力、口苦、恶寒。我问他，当时有没有这些症状，他给我的印象应该是便溏和口中黏腻的情况更多些才对。他说当时就是有点儿便秘，肚子胀，就跟大夫说了这些症状，当天晚上他又吃凉的，又待在空调房间，肚子也着了凉，就不敢再吃冷东西了。看看他的药方：柴胡、黄芩、枳实、半夏，另外还有一味桑叶粉，每次 10g 冲服。其实，这位医生还是很慎重的，用小柴胡汤为底方来行气消胀，应该是有效的，但关键是忽略或者说不了解小陈脾阳虚的体质状态，这一天两次 20g 的桑叶粉，可能就是导致小陈腹泻不止的原因。桑叶本就属寒，用量又偏大。其实，当时小陈的便秘应该就是一个初硬后溏，他的腹满也不是过食酒肉后的阳明热证，而是上面所说的阳明中风、胃中冷之证。熬夜加上睡眠不佳等原因，使他或有一定的少阳症状，但已经泻下，就不能再继续服用小柴胡汤了。如《伤寒论》条文说的"得病六七日……本渴饮水而呕者，柴胡汤不中与也，食谷者哕"（第 98 条）。他第一次服药后下利，就应停服，可他把 5 服药都服了，症状怎能不加重？

小陈就是这么一个下之不宜、不当下而下之的例子。我也没想到，他表面看起来并不是很虚弱，竟然在力度不是很强的泻下之法后出现了脱肛。因此，我对他脾阳虚的程度又加深了认识。里虚寒，脾阳不升，中气下陷，脱肛就出现了，与小便不利、结硬和呃逆等症状，在病机上是相同的。

我让小陈停了药，然后每日 1 次，连续 5 天给他进行了按摩治疗。主要手法是捏脊、提拿腹肌、摩腹、揉腹和振颤脐中、搓擦腰骶。这些都是温阳健脾祛寒的方法。另外，还用了几个升提手法，一是弹拨太溪顿咳法，就是让患者逆腹式呼吸，在他吸气末咳嗽出声时，我以中指弹拨太溪穴，两侧各 2 次；再以同样的顿咳方式弹拨肩胛内缘的背筋，也就是菱形肌的位置，也是两侧各 2 次。二是提拿肩井穴并叩击。这都是升清举陷的手法，对于治疗脱肛有直接作用。5 次治疗后，小陈的脱肛基本痊愈了。只是他的脾虚还需要好好调理，没有半年到一年的治疗和调整饮食、起居习惯的配合，很难取得较好的疗效。当然，跟其他很多人一样，急性的脱肛好了以后，对于脾虚腹胀之症，小陈就不那么上心了，毕竟工作更重要。没办法，我们也可以理解，当医生的在现在这个社会环境里就像一个缝补匠，真正有意识、有时间好好地调养身体的人并不多。我们或许可以看到很多疾病的根本所在，却没有那么多时间去纠正它，也只能见症治症、应应急了。

第18章 太阴中风，四肢烦疼

太阴中风，四肢烦疼，阳微阴涩而长者，为欲愈。（第274条）

——《伤寒论》

太阴病"腹满而吐，食不下，自利益甚"（第273条）。临床中一旦出现水谷运化、气血生化和气机升降调控失职的症状，我们都会自然沿着太阴病证来考虑。但太阴脾土主肌肉四肢的功能往往为人所忽视。按摩临床中常常一见四肢肌肉的疼痛就习惯性地从解剖形体角度来进行诊断分析和治疗，而将四肢肌肉之主放在了一边，这至少是不全面的。

《伤寒论》中涉及身体四肢、头面疼痛的症状非常多，但具体到四肢的疼痛，主要集中在太阴、厥阴和少阴这三阴的病证。四肢疼痛似为阳证，却统以阴经主之，值得我们思考。如《伤寒论》中载："太阴中风，四肢烦疼，阳微阴涩而长者，为欲愈。"（第274条）"少阴病，二三日不已，至四五日，腹痛，小便不利，四肢沉重疼痛，自下利者，此为有水气。其人或咳，或小便利，或下利，或呕者，真武汤主之。"（第316条）"大汗出，热不去，内拘急，四肢疼，又下利厥逆而恶寒者，四逆汤主之。"（第353条）

从三阴病的四肢疼痛程度和特点而言，太阴中风的疼痛是最剧烈的，烦者剧也，四肢烦疼，是一种痛感显著且严重影响运动和睡眠的疼痛。少阴阳虚水泛的疼痛，以沉重为特点，表现出水邪的重滞、阻碍感，疼痛本身程度较轻。厥阴阴盛格阳的四肢疼，特点是症见汗出、肢厥，疼痛程度较轻。阴盛格阳的厥阴证，按摩临床中少见，多出现在久病大病的末期，疼痛也不是其主症，但前两种证候，按摩临床中却时有遇见，且常因患者四肢筋骨肌肉损伤而误诊，在治疗过程中走了弯路。

韩女士，47 岁，以双下肢疼痛、活动受限来诊。来诊时坐轮椅或拄双拐，行走困难。她本人也消瘦，语音低微无力，一派虚象。询问病史，已有 3 月余，先是左侧膝关节处疼痛，经检查诊断为膝骨关节病，接受针灸按摩等治疗后未见好转，右腿又出现疼痛，再诊，且查核磁，诊为腰椎间盘突出症，行腰椎整脊之手法后未见好转，且疼痛和活动受限症状加重。再诊，为腰膝运动功能障碍，行软组织松动术康复治疗和下肢肌肉训练，在此过程中出现踝、膝扭伤，行走困难。

这是一个很棘手的患者，就诊断而言，有 X 光片、核磁、CT 等影像佐证，似乎不应有误。就治疗而言，针灸、按摩、康复训练是对这类疾病最行之有效的方法，各医院在这方面都积累了丰富的经验，也不应有太大问题。但为什么 3 个月的治疗不但未使其病证好转还越来越重？即使是很严重的腰椎间盘突出症和膝骨关节病，在这样的综合治疗下也应痊愈或大有好转的。查患者脉象，细弱而沉，触诊其腹部，却发现有明显的腹满感，按之痛，皮温低，腹肌无力。患者自述 10 多年来脾胃都不好，常症见腹胀、食欲不佳、便溏、疲劳等，这次病后症状更为明显，因此，她也瘦了约 3 公斤。这是一个典型的太阴虚寒证，这样的患者很多，但我却几乎未见过她这样以疼痛、活动受限为主症的。在询问病史的过程中，患者的叙述引起了我的注意。最初腿痛的症状，是由于患者参加单位聚会，在大堂等待领导。那里有点儿冷，她平时就很怕冷，等了一个多小时领导才来，大家起立鼓掌，她起身时因腿被椅子隔挡，只能半蹲着转身，似乎有点儿膝痛，她也没在意。聚会结束后，她在回家路上也没觉得腿痛，但因为天冷，受了点风，赶紧洗个热水澡就睡了。可是从第二天开始，腿就痛了起来，先是左侧再是右侧，越治病情越重。

结合她的体质、发病和治疗史，我想她刚开始时可能就是一个太阴中风证。患者本就太阴虚寒，聚会时间又长，受了些风寒，而寒邪乘虚而入，直中太阴，且在聚会过程中，她扭伤了左膝，虽然很轻微，但这成了一个邪气乘虚而入的通路，使风寒集中于下肢。为什么说她是太阴中风而非太阳或阳明的中风呢。因为患者有受凉感寒的病史，有感寒后类似感冒的症状，但在洗热水澡和一夜休息之后，那些外感的症状就消失了。我想，当时患者或许还会有手足温热而身无大热的太阴经中风症状，太阴阳弱，寒邪直中，不会有强烈的、类似太阳中风或伤寒的正邪相争，也就没有出现发热、流涕、咳喘等太阳症状。邪入太阴，留滞不去，因而病情迁延。而后的治疗，她只去了骨伤科、筋伤科和康复科，这些科室从自身专业出发，习惯性地给她诊断为膝、腰相关疾病。这样的诊断也有其合理之处，因为有相关症状和影像的支持。但在诊断与治疗过程中没有考虑到患者太阴虚寒的固有体质状态和太阴中风的初始证候，以肢体松解、活血化瘀、肌肉牵拉、关节及姿态矫正为法，没能顾及内在的太阴阳虚。而且，患者接受治疗的频率过高，这些治法或多或少都有行气活血之功，对于体虚之人，过度行气活血往往祛邪未成反伤正。从患者状况来看，太阴脾虚是根本，邪在太阴之经，妨碍四肢是其标。

因此，在治疗上，我们采取了腹部按摩，温脾阳、运四肢的手法。摩腹、揉腹，振颤脐中，点按阑门、天枢、大横、关元等穴，拨理脾俞、胃俞穴，横擦腰骶，点按足三里、丰隆、公孙等穴。在四肢处，主要运用使髋关节、膝关节等下肢关节主动被动运动（如屈伸）的手法，不再在膝、髋、踝处施加更多使软组织松动、活血的点按、推揉手法。同时，我们也说服患者，延长治疗间隔，每周2次，给予身体更多恢复和自我调整的时间。果然，这样改变治疗思路后，患者的状况逐步好转，大约2个月后，就可以正常上班和做家务了。

这的确是一个特例，太阴虚寒而致痛到这种程度的病例是少见的，但这个病例充分证明，即使是被明确诊断为肢体关节疾病的患者，在治疗过程中对患者的脏腑功能和体质状况也要详加考虑，脉诊、腹诊等诸法合参在伤科、疼痛科疾病中也是十分重要的，切不可流于形式。骨科专家尚天裕老师曾说，治疗骨科疾病要内外兼顾，想必也是有感而发。

第19章　脾约

跌阳脉浮而涩，浮则胃气强，涩则小便数，浮涩相搏，大便则硬，其脾为约，麻子仁丸主之。（第247条）

——《伤寒论》

从腹诊分区来看，足太阴脾经居大腹，足阳明胃经居心下，二者皆属土，脾为太阴之脏，胃属阳明之腑，二者互为表里。两阳合明谓之阳明，阳明证本身以热盛、邪实为特征。太阴为至阴，阳不足易致虚寒。在功能上，阳明胃腑主腐熟水谷，太阴脾脏主运化输布，二者共同起着后天生化气血的作用。在这个过程中，《黄帝内经》有"脾为胃行其津液"之说。脾胃居中，灌溉四旁，荣养着周身。同时，脾胃所化之气血津液也需经脾的转输升清作用回到胃中，以腐熟水谷并润泽胃肠，如此方能通顺流畅、生生不息。如果阳明有热，阻碍了脾的行津液功能，就会出现便秘，《伤寒论》称之为脾约。

《伤寒论》中记载："问曰：病有太阳阳明，有正阳阳明，有少阳阳明，何谓也？答曰：太阳阳明者，脾约是也；正阳阳明者，胃家实是也；少阳阳明者，发汗利小便已，胃中燥烦实，大便难是也。"（第179条）"跌阳脉浮而涩，浮则胃气强，涩则小便数，浮涩相搏，大便则硬，其脾为约，麻子仁丸主之。"（第247条）那么，什么是"约"呢？"约"在古汉语中有两个意思：一是不足、少，二是约束、阻碍、限制。脾约就有这两重含义。胃为阳土，在外、在表而居于心下、大腹之上，无论外感表邪不解导致的化热入里，还是饮食起居失常导致的阳明内热，必致热盛津伤，致津液化生和胃肠内津液不足。同时，胃热在上，必能约束脾阴，损耗脾津，从而限制了脾为胃行其津液的功能。一方面津液减少，另一方面津液输布失常，就出现了"大便难""不更衣"的胃强脾弱、脾阴不足的脾约证。

脾约的便秘与前面出现的腹满不减、减不足言的阳明腑实证有何区别呢？脾约在腹诊时亦有腹胀满的现象，但没有腑实证那样严重的压痛甚至绕脐痛。脾约的患者虽大便难，但腹胀并不明显，饮食一般也如常。腑实证则表现得更为满、痛、燥、实。阳明腑实证的腹满可延及全腹上下，而脾约的腹满以心下为甚。在症状上，腑实证因内热炽盛，对饮食会有影响，但脾约则是胃强脾弱，患者饮食如常，甚至食欲佳。再者，脾约是以津液失布为主的，所以津液为阳明之热所阻，不能入于胃肠，反而会出现小便利。而腑实证可能会有热结旁流。通过这些区别，我们可以看出，脾约是太阴、阳明的合病，是由太阴脾脏之津液失布或阴津不足而导致的证候。《伤寒论》第 179 条条文中，太阳阳明为脾约，正是外邪化热入于阳明，进而约束脾阴的病理机制。

临床常有因脾虚而致便秘的患者。小杨是一位年轻女性，产后半年来诊，主诉产后便秘、大便干结。询问病史，她说，生产时出血较多，产后较为虚弱，后服用了一些补益的中药，并通过饮食调理逐渐好转，食欲似乎比生孩子之前更好了，但就是觉得消化得特别慢，大便干燥，不易排出。我诊查她的腹部，发现皮肤及皮下脂肪松软，腹肌无力，按压心下、大腹有胀满感，无压痛，皮温略高。这就是一个典型的脾约证，因分娩时破气动血，脾气必伤，产后调理及为哺乳而增加的营养，虽有补益作用，但用之不当，均有滋阴碍脾或温热伤津的副作用。故患者表现出明显的胃强脾弱的症状，如食欲佳而大便难。另外，专门询问小便情况，她说，产后小便要比产前多很多，这是脾约之兼症。治疗上，既然是胃有热而脾阴虚之证，当用清胃滋脾的方法。首先，清利阳明，主要在心下及上腹部阳明经循行部位运用捏捻法、提拿法，并推三脘穴、揉全腹。同时推、拨、按揉大腹周边，以左侧降结肠区、乙状结肠区为主，推动宿便排出。背腰部则以脾俞、胃俞穴区为重点进行拨理、搓擦。其次，滋脾升津，通过拿揉关元穴，振颤神阙穴，搓擦腰骶，点按太溪、涌泉穴来益肾滋脾，并选取血海、三阴交、地机等穴以生津益气。按摩手法可直接推动胃肠蠕动，加之对太阴、阳明的针对性调理，标本共治，小杨的便秘很快就好了。

小杨的病证，以产后气血不足、内热碍脾为主，太阴受损的因素更多些。而我的一位老师，则是胃热津伤的症状更为明显。老人家70多岁了，有一段时间总是便秘，大便排出困难，常有口臭，但他精神很好，食欲旺盛，食量也不比年轻人差。腹诊时发现他虽然因年老而腹壁无力，但腹内胀满明显，尤其心下重于大腹，按之有胀闷、支撑感，压痛不明显。这位老师自己也说常会腹胀，且集中于上腹部。他家人说，他大便不好，憋得总是血压高，脸总是红红的，还常说头痛、头晕。这让我想到，虽然他的头痛、头晕之症与血压相关，但阳明经证不也正是面赤、额头痛吗？他倒是没有小便多的情况，但常症见口唇干裂和四肢皮炎，可见其病机为津液不足，阳明热上。这仍然是一个脾约证，治疗方法与前面那位患者小杨类似，只是因为他是老年人，所以在操作上减少了捏捻手法，在头面部增加了降压和清利头目的手法，如扫散少阳经、点按太阳经、拿五经等。

这个病例原以为疗效不会太好，毕竟是70多岁的老年人了，而且按摩治疗前还服用过一段时间的中成药，效果也不太明显。但出乎我们意料的是，10多次按摩后，老人的症状明显改善，便秘、血压、口臭都有了明显好转。我想，这与按摩手法通便作用快、可调理脾胃整体状态有关，老年人大便一通，六腑皆通，原有的热象也不似年轻人那样炽盛，大便一通，热势一退，再辅以健运脾胃之法，"和"的效果就明显了。的确，脾约么，就是太阴、阳明的失和，就是表里二脏腑功能运转上不和谐了，不必大补大泻，以和为主的手法最行之有效。

第20章　少阴之戴阳、格阳、阳衰

> 少阴病，二三日不已，至四五日，腹痛，小便不利，四肢沉重疼痛，自下利者，此为有水气。其人或咳，或小便利，或下利，或呕者，真武汤主之。（第316条）
>
> ——《伤寒论》

我们在讨论太阴中风时曾经提到过，肢体的疼痛往往与内在脏腑经脉的功能有关，要内外兼顾，整体辨析。除了太阴中风的四肢烦疼，少阴病也会出现四肢沉重而疼痛的症状。这是少阴阳虚所致，阳主动，阳不足则身沉重，尤其以四肢最为显著。

《伤寒论》中记载，"少阴病，二三日不已，至四五日，腹痛，小便不利，四肢沉重疼痛，自下利者，此为有水气。其人或咳，或小便利，或下利，或呕者，真武汤主之"（第316条），这是一个阳虚水泛证。水湿内泛，更易导致沉重、滞胀性质的疼痛。病入少阴，阳虚更甚，阴寒内凝更为深固，此时不同体质和兼症的患者，在阳气的运行和分布上也会有着不同的表现。还有"太阳病发汗，汗出不解，其人仍发热，心下悸，头眩，身瞤动，振振欲擗地者，真武汤主之"（第82条），这也是阳虚水泛的真武汤证。与316条相比，一个本是少阴病，一个是太阳病发汗太过，汗不得法，最终都会导致肾阳虚衰，水湿泛滥。我们知道，人体内的水液代谢是最重要的生命活动之一，水液在足太阴脾经的运化、足少阴肾经的温煦以及三阳的推动下正常代谢。少阴阳虚不能制水、化水，使津液内停而成水湿痰饮之邪，水邪上犯凌心可致心悸，射肺可致咳喘，泛滥肌肤可致水肿、湿疹，内停则可碍脾滞胃，因而少阴阳虚表现出的症状与体征是复杂多变的，这就是少阴阳虚证或见症颇多的原因。

我曾诊治过一位女大学生，小胡，26岁，这种症状十分典型。但为什么26岁的小姑娘会肾阳虚衰到如此程度，始终不得而知，或许与她的先天体质有关吧。据她家长说，小胡是标准的学霸，从小学习认真刻苦，十分要强，不用家人操心，父母甚至常常劝她多休息，多玩一会儿。她以优异的成绩考入了北大，在学校里也是十分优秀，成了学生会干部，并保送了研究生。可是最近一年，她的身体越来越弱，消瘦、怕冷、月经不规律、痛经，常常觉得头晕、全身无力，且明显感到记忆力变差和精力不足。她来诊时虽然主诉是眩晕和肩背痛，但我注意到她其他的一些症状和体征，判断这肯定不是简单的颈椎病。她很安静，声音无力，明显气短。诊脉时，发现她穿得很多，但手腕冰凉，脉细弱。有意思的是，当我问她，现在最困扰她的是什么，她竟说，最近脸上总起斑，尤其是冷的时候会更重，面色也有些发黑。看来，女孩子还是最注重形象的。其实，这也正是阳虚水泛的一个体征，称为水斑。体内水气不化，上泛头面，水之本色为黑，故面色暗黑，严重时会有色素沉积，皮下出现斑块。但这个水斑是可逆的，当阳气来复、气行水化之时，斑块就会消失。

腹诊时，小胡腹部皮肤弹性很好，但腹肌无力，皮温低，触手有寒凉的感觉。这里要引入一个腹征——腹濡。虽然在《伤寒论》中，濡更多用以形容脉象，但也有心下濡、按之濡和腹濡的论述。濡是一种软而无力、弹性低下、按之如水的感觉，用以形容腹部较重的松软无力感。如"伤寒五六日，不结胸，腹濡，脉虚复厥者，不可下，此亡血，下之，死"（第347条），就是亡血重证出现的腹部极度的松软无力之症。在太阴阳虚、胃气不足的患者身上，心下和大腹的濡也常可触及。但在临床腹诊中，小腹的濡和少腹的濡是相对比较常见的，提示少阴阳衰与厥阴虚寒。在触诊上，小腹濡或少腹濡的特征是腹壁肌极松软，无弹性和抵抗感，且下按后由局部分向两边，有让出空间使手指轻易进入腹内的感觉。

对于小胡的治疗，我们以升阳、温阳、益肾、行水为法。如振颤关元穴，按揉小腹、少腹，横擦肾俞穴、腰骶部，捏捻命门穴，捏脊等，并选取血海、三阴交、太溪、调经点等穴位。在治疗的过程中，我进一步感受到了她的阳虚，她不但穿衣较多，而且要关门盖毯才行。她坚持治疗了 3 个月，这 3 个月，她的月经比较准时，疼痛也有所减轻，也没有出现皮肤过敏，但仍有萎靡倦怠、精神不佳的症状。

小胡是典型的少阴阳虚之证，一个年轻人，阳气如此衰弱，较少见。我想，这可能与她先天不足、后天思虑太过有关吧。她这种情况，可能需要通过温补的方法来调理一段时间，而且需要运动与学习劳逸结合。我看了她在其他医院的病历，有大夫在通过现代技术检查，发现她没有器质性问题后，曾给她下过轻度抑郁的诊断，我觉得这也是有道理的。因为，少阴与少阳有着类似的功能，那就是起枢机之功，少阳为阳经之枢，少阴为阴经之枢，枢机不利，少阴沉郁，阳气不展，必然会影响情志。

同为枢机，少阴之枢与少阳之枢均可起到周转、调节、协运气的作用，正因如此，当枢纽功能受到遏制或阻碍的时候，气就会由通畅的运动状态变得凝滞、积聚，且被抑制，这样的郁遏状态不但会引起脏腑经脉功能的失常，同时也会造成情志上的变化。所以，少阳或少阴的枢机不利是《伤寒论》中情志症状的基本机理之所在。由于情志、精神疾病会涉及阳明、太阴、太阳、厥阴诸经，故也有躁、静、烦、惊等不同表现，抓住枢转之机才是治疗的关键。那么，少阳少阴受损在情志上的表现为什么会有所不同？少阳主阳之枢，当阳气的升发、条达被抑制时，会出现以烦躁、胸胁苦满、夜不能寐、多梦为主的症状，是躁动多于安静的一类症候。而少阴主阴之枢，心肾为少阴之脏，尤其少阴肾内寄真阴真阳，主纳气封藏，且少阴心主神明，为君火。所以少阴之枢不利表现出的症候，多是久病伤元、机能降低后的一种以安静或静躁相兼、情绪低落、倦怠淡漠、昏沉失眠为特点的症状。正如前文在心下支结、胸胁苦满为腹征的少阳抑郁之证中，我们看到的患者一般是年轻人，是急症，其病程短而来势凶。少阴所致的抑郁状态则正如少阴提纲所说，"少阴之为病，脉微细，但欲寐也"（第281条）。当然，这样的条文很多，如"下之后，复发汗，昼日烦躁不得眠，夜而安静，不呕，不渴，无表证，脉沉微，身无大热者，干姜附子汤主之"（第61条），该条说的就是少阴阳虚。昼则阳气盛，故阳气尚可振奋，勉力升展，与阴寒相搏，所以白天烦躁、多动，到了夜间，自然界的阳气降而阴气盛，少阴内的真阳无助，无力相争，所以表现出夜来反静的状态。这里白天的动也不是正常平和的运动，而是一种勉强为之的躁动不安，夜晚的静也不是气和神安的静，而是但欲寐却无法入睡或动作迟缓、空乏、恐惧的静。

许女士就是一位少阴抑郁的患者。她今年60岁了，抑郁症病史也有10多年了。她少年时因外伤做过大手术，应该说有一些心理阴影。近些年来，她失眠、多汗、情绪低落、烦躁、恐惧等症状进行性加重，严重影响工作和生活。她也曾多方治疗和寻求心理疏导，但都没有取得太好的效果。来诊时，她明显消瘦，语言表达清晰，对自己的抑郁症不回避且自我剖析得当。她向我列举了她的10多个症状，从多汗、食欲不振、腹胀、失眠到头痛、身痛、手足凉，而后，特地向我说明，这大多是抑郁症所致的躯体症状，她很焦虑，不知如何改善。我诊她的脉象，不似微细，却有些浮而无力。腹诊时，她心下有痞硬，明显是水停胃脘之状。小腹濡，按之薄而无力，关元穴处、脐周明显寒凉。抑郁症的诊断是没有问题的，但从中医学角度分析，少阴阳虚阴寒才是她的证候所在。

这并不是一个容易治疗的患者，因为她自己就是一个高级知识分子，也接受过国内顶级心理医生的治疗，对自己的情况有着清楚的认识，所以，她容易固执己见和对治疗缺乏信心。在治疗前，我向她说明了中医在抑郁症治疗上的理念，就是心寄于身，身由于心。情绪心理的问题，一定有它的生理基础，即脏腑功能失常。同时，情绪心理的问题也会造成脏腑功能的失调和躯体不适，即她所知的躯体症状。二者是一体两面的，是同一个问题的两个表现。得到她的认同后，我提前设定了治疗的短期目标，即解决她身体酸痛、食欲不振和多汗的问题，如果能够解决或情况大有好转，我们再行下一步的治疗。在治疗刚开始的两周，通过进行腹部按摩，她感受到了变化，首先是食欲好了，食量明显增多，偶尔还会出现饥饿感。然后，她多汗的情况也明显好转，睡眠也有所改善。在治疗一个多月后的某个周一，她突然跟我说，王大夫，给你一个惊喜，我已经停药 10 天了，除了头两天有点儿反弹，这几天都很舒服，按摩还真管用。原来，她自我感觉好多了，于是自作主张将服用了半年多的抗抑郁药停了。当然，这只是开始，按摩已经让她树立了信心，对中医治疗产生了信赖，但要完全康复还需要很长时间的治疗。她现在仍在坚持按摩治疗，只是周期拉得更长了，一周仅一次。病情虽然有时因家庭或其他因素的刺激而有所波动，但与初诊时相比，已判若两人。

对许女士的治疗手法并不复杂，初期以心下大腹的按揉、推、拿为主，意在先通中焦，消解并不严重的水痞，以改善饮食，并通过背部的捏捻、推揉和风门、肺俞穴的点按，以调和营卫，从而敛汗摄阴。在这两个症状好转后，以关元穴、脐中、少腹、腰骶为重点施以振颤、按揉、叩击手法，以温肾阳。再配合公孙、内关、少府、心俞等安神宁心的穴位，逐渐改善她的阳虚寒凝之证。其实，先从次要的、易于消除的症状开始，提高患者生活质量的同时，增强其治疗信心，这也是情志疾病治疗中的一个要点，即身心并重。

当然，像许女士这样由严重的少阴虚寒证而致的抑郁症，在少阴病患者中并不很常见。现代人由于饮食起居规律的紊乱，体质易生火耗阴，按摩临床中多见少阴阴虚化热的少阴热化、心肾不交之证。肾为少阴之脏，内寄元阴元阳，有一部分人先天就是阴虚体质，易出现阴虚火旺。而过食辛辣、烟酒，情绪紧张亢奋，熬夜、纵欲等也易于伤阴，阴不足则阳偏亢，则会出现阴虚内热、少阴热化的症状。其中，最典型的就是心肾不交导致的失眠。心，同样也是少阴之脏，主血脉而为脏腑之大主，心阳是脏腑功能的原动力之一，正常情况下，心火要下交于肾水，与肾阴交融，使肾水不寒，而心阳不亢，肾水同时也要上济心火，使心火不旺，而生机勃勃。若少阴真阴不足，而生虚热，心火不能下交，肾水不能上济，就会导致心火亢，从而出现心火亢于上而肾水寒于下的阴阳不相交融的证候，直接导致的症状是失眠。因为人体的睡眠有赖于阴阳二气的出入相交，阳气昼出于阴而升发，夜则入于阴而静养，阳亢而不能入阴，致心阳不静，心神不守，自然就睡眠不佳了。正如《伤寒论》记载，"少阴病，得之二三日以上，心中烦，不得卧，黄连阿胶汤主之"（第 303 条），心火上炎则烦，阳不入阴则不寐，且躁动不安，不能安卧。治疗上自然就是降心火，滋肾阴，交通少阴了。

于女士来诊时，讲述了她失眠的原因，令人惊心动魄。她今年 53 岁，5 年前随丈夫到非洲某国援建。有一天她一个人在家，突然冲进来几个黑人，说的也不是英语，她听不懂。他们手里拿着枪顶在她头上，然后把家里洗劫一空。虽然她没受伤，但吓坏了，从此噩梦不断，整夜失眠惊恐。多方治疗后，她不再那么恐惧，但失眠似乎成了习惯，不服安眠药物就睡不着。近两年，她移居加拿大，住在接近北极圈的一个城市里。那里很安静，也很安全，但她的失眠却越来越重了，服药都不能入睡。于是，她回到国内，希望通过中医来治疗。

恐则气下，极度的惊吓损伤了于女士的肾阴，加之心神被扰，心火亢盛，出现了典型的心肾不交之证。虽然有所好转，但她移居到寒冷的地区，自然界的阴寒之气使她的肾水更寒，以致凝滞，使得失眠症状又加重了。来诊时，她的状态也证明了这一点，于女士很亢奋，不像有些失眠患者那样精神萎靡。她躁动不宁，言语急快，旁边同事常开玩笑说，她有点儿两眼放光。查脉，细数而沉。腹诊时，她胸胁苦满，腹满，小腹尚无异常。可以确定，她的心肾不交以心火亢奋为主，少阴的虚寒和衰弱之症状却不明显。其实，这样以热为主的证候，治疗起来更易见效。手法以捏脊，抓捻心俞穴、风门穴，按压锁骨下窝，提拿关元穴，振颤脐中，搓擦命门，点按太溪、昆仑等穴为主，配合头部按摩。两周后，于女士的睡眠情况就有了明显好转。此后，她只要回国，就一定会到我们这里治疗，有几次她因病情加重，还专门回国治疗。我也曾建议她换个生活地点，她颇为难，也只能如此维持着。其实，我想，如果她能坚持治疗 1 ~ 2 年，把身体状态或者说体质状态固定下来，她的失眠应该是可以痊愈的。

另外，少阴病还有一个少阴阳虚身痛证，在按摩临床中常有患者症见身痛、背痛、骨节痛，且久治不愈，病情迁延缠绵，如果患者还伴有体倦蜷卧、畏寒肢冷、脉细弱无力、腹泻便溏、神疲失眠等症状，那就不能仅仅从肢体损伤的角度来考虑了，而要结合六经，看看是不是有少阴阳衰、真阳不布而致肌肤筋骨失养或阴寒凝滞的问题。《伤寒论》中载："少阴病，身体痛，手足寒，骨节痛，脉沉者，附子汤主之。"（第 305 条）"少阴病，得之一二日，口中和，其背恶寒者，当灸之，附子汤主之。"（第 304 条）少阴阳虚阴寒证的疼痛有两个特点，一个是涉及广，手足、四肢、身体、后背等皆有可能出现；二是伴有寒象，无论何处疼痛，必有阳不足而寒湿不去的冷痛。要注意，手足是阳气布达的末端，后背属阳，内行督脉，督阳不充则寒。因此，手足与后背的冷痛是少阴阳衰的特征。这与太阴中风所致四肢烦疼的那种四肢较为剧烈的疼痛有很大区别。

小王今年 36 岁，年轻有为，在金融单位工作。可是近两三年他总是往我们医院跑，主诉就是疼痛，腰痛、背痛、颈肩痛，交替着反复发作。颈、胸、腰、膝、髋，各部位的片子拍了一大摞，都显示有问题，也都似乎并不严重。他来找我时，我第一印象就是寒。他虽是个小伙子，刚入秋就穿上了秋裤，街上的小姑娘们还穿裙子呢。他自己也说，这两年特怕冷，到香港出差要穿上两条秋裤和保暖内衣才行。诊脉和腹诊时，明显能够感觉到他的皮温较低。经询问得知，他从小就体质偏弱，不擅长运动。这两年工作压力大，出差、熬夜加班是常态，由于工作原因，应酬也很多。结合他的颈、腰部片子，我确定，他不是一个单纯的颈、腰等骨关节损伤的病证，而是内在的少阴阳虚、阳衰不达的证候。

他的两个体征很有特点。首先是上面我们讲过的腹濡。小伙子，即使运动不多，腹部肌肉也应有力、弹性好。但小王的腹部是典型的濡软，尤其在关元处，按压下去有清晰的落空感，稍用力就可感觉到他的腹肌分开，如有裂隙，我们的手指可以直达腹腔中下层，甚至触及脊柱前缘。关元如此空软，是肾阳不足到一定程度了。另外，他还有一个典型的阴盛戴阳的证候。他说，劳累后常觉得头晕，也查过血压，偶尔会高一点，但最高就是 140/90mmHg。但同事们总说他，脸怎么这么红，他自己也觉得有时会脸上发热，尤其中午、下午多见。他问我，这是什么原因，他的血压也不高呀。这就是戴阳了。《伤寒论》中载："少阴病，下利清谷，里寒外热，手足厥逆，脉微欲绝，身反不恶寒，其人面色赤，或腹痛，或干呕，或咽痛，或利止脉不出者，通脉四逆汤主之。"（第 317 条）少阴阳衰阴盛，阴寒凝于下，格拒阳气于外，阳不足，在寒湿所迫之下，阳浮越于外，头面为诸阳之会，阳气自然汇聚于面部，出现面赤。这就是虚阳外越的戴阳证。这里的面赤是浮红，而不是阳明面赤的赤红，所伴有的也是脉微细、但欲寐、下利、畏寒的少阴症状，腹诊时，也是腹濡而非腹满，稍加辨证即可鉴别。

因此，对于小王的治疗，仅直接对腰、颈、四肢进行按摩是不够的，他的根本在于少阴的阳虚阴盛，而且过多针对肌肉、筋骨进行刺激，反而会强迫本就处于虚弱和遏制状态的阳气升发运动，而使阳气更伤。这也是其病证久治不愈的原因之一。于是，我改变策略，以腹部按摩为主，如揉腹、拿提关元穴、振颤脐中、横擦肾俞穴、按揉腰骶等，辅以背部颈、腰的解痉松肌之法。果然，这样的治疗，使小王的疼痛和各种不适都明显缓解了。他现在仍时不时地来治疗，毕竟工作和生活状态没有改变，他还没能做到饮食有节、起居有常和规律运动。

当然，小王还很年轻，这个戴阳证也并不严重。但若阳虚阴盛益甚，阴寒沉痼，阳气不能在内温煦，而被格拒于外，阳失潜藏而浮越，就会出现真寒假热的阴盛格阳证，这样，病情就比较严重了。这种情况一般出现在久病重病或虚劳已极的患者身上。这样的阴盛格阳证，表现为患者出汗、身热却畏寒畏风，汗热不解，同时又会有上述肢冷、下利、倦怠等症状。《伤寒论》中载："患者身大热，反欲得衣者，热在皮肤，寒在骨髓也；身大寒，反不欲近衣者，寒在皮肤，热在骨髓也。"（第 11 条）多么形象，患者在外表现出的汗、热、寒等症状和体征，一定要经过四诊合参和辨证分析，不能见热即热，见寒即寒。阴盛格阳，就是阴寒迫阳于外，阴阳相拒，无法顺接。这时寒在骨髓，而皮表的汗与热，是假象，是虚阳，是无所依托的浮阳。再如《伤寒论》所载："大汗出，热不去，内拘急，四肢疼，又下利厥逆而恶寒者，四逆汤主之。"（第 353 条）可见，此证更甚于上述戴阳证，有大汗出而热不去的全身症状，并伴有厥、利、痛、内拘急诸症，有了阳欲亡失的格拒之象，是危候了。

　　但临床中并不是所有真寒假热都是危急证候，都会有亡阳之证，人体此时还在继续进行自我平衡与调整，所以有些患者虽有真寒假热的症状，若能及时治疗，也是可以很快改善的。当然，就我们按摩医生而言，首先要判断患者是否有危候，是否存在着亡阳的危险，而后才能进一步治疗。若患者虚衰已极，肢厥汗出而致淡漠昏厥，就不适合按摩了。若患者行动语言自如，有汗出、身热、畏寒却无其他危象，还是可以通过手法治疗的。

　　这样的患者并不多，陆老师就是一位。她 68 岁了，是位退休老教师，来诊时精神尚佳、语音清晰自然、行动自如。但她进门就帮我们关门窗，说怕风怕冷，接着开始脱衣服，一件接着一件，虽是初冬，羽绒服、羽绒背心、毛衣、羽绒裤、毛裤……她穿得也太多了。问她哪里不舒服，她说，总是出汗，身上发热，可是又怕风怕冷，还容易感冒着凉，所以穿得特别多，这又冷又热的，都乱了。原来，她一年多前因结肠问题做了一次手术，手术后就出现了这个情况。而且，她经常觉得腹胀、食欲不振，还失眠。经检查，果然她身上的衣服都汗湿了，但手腕部的皮温并不高，且脉大而空。腹诊时，她皮肤潮湿有汗，皮温初摸上去还正常，可是稍触按一会儿就可以感到她体内向外冒的寒凉之气，真是有点儿身凉不扬的症状呢。她的腹肌濡软无力，心下、大腹满而有轻压痛。经询问得知，她有腹痛、便溏、夜尿频等症状，稍微着凉或饮食不慎就会腹泻。

　　这是在内一派寒象，而在外虚阳不藏的阴盛格阳证。但可以看出，陆老师的体质基础还是很好的，看来是由于手术伤正，加之术后失调感寒或术中过用寒凉之品造成的。因此，她没有出现阳气欲脱的危候，也就是说，她自身的平衡调节能力还是在发挥作用的，还在努力协调着阴阳之气，所以有着和解作用的手法应该是有效的。于是，我们从腹部按摩入手，以顺接阴阳之气为目的进行治疗。

对她的治疗手法，重点在两个方面：第一个重点是脐周，患者下焦阴寒凝滞，致使中焦受阻，出现腹满、心下满、腹痛、下利便溏等症状。而要协调在内的阴阳之气，就要协调中焦之升清与下焦之封藏的关系，使开中有合，升中有降，进而引阳气入下焦以温寒水。这时的重点就是我们在前面说过的如圆轴、通腹之前后、连中下焦的脐。脐周如轴，鼓动肾间之气运转，使阴阳之气得以斡旋顺接，阳得以入，寒得以出。第二个重点是手足，阴阳之气在肢体连通交汇的关键点，就在四肢末端，故以劳宫、少府、内关、合谷、太冲、涌泉、太溪、昆仑等穴为中心进行按压、揉推，使阴阳诸经在手足衔接、通转处得以顺畅。最后再配合背部太阳经的抓捏、推揉之法，以和营卫，敛汗固阳。

陆老师这个证候，虽然有术后体虚、少阴阳衰的基础，但其真寒假热从病机上看，不是阳气绝对量的不足，而是相对量的不足和阴阳相互关系上的失顺接、失交融。此时，运转阴阳二气的脐和手足就能起到如轴的运转作用。事实也是如此，仅两三周，五六次的治疗后，陆老师"大汗热不去，畏寒肢冷"的症状就大为缓解，她穿的衣服明显少了，身上的汗也少了，甚至有一次还要求我们开门透透风。她自己也笑着说，现在不怕冷了。手法，和解强于温补，我想，疗效好的关键是我们调动了患者体内自有的协调力，想要真正温补少阴、清散内寒，无论通过按摩手法还是药物治疗，都需要长时间的辨证。

第21章 下利，少阴阳郁与少阴咽痛

少阴病，下利咽痛，胸满心烦，猪肤汤主之。（第310条）

——《伤寒论》

无论是少阴虚寒的但欲寐，还是戴阳的面赤、阴盛格阳的真寒假热，抑或是上热下寒的心肾不交，少阴证都表现出阳气的不足与阴寒内盛的症状。少阴寒化，是一派虚寒之象；少阴热化，则是里寒外热之象。这里还有一种情况，就是少阴寒湿内盛，阳气却未格拒于外，而是为寒水所困，郁遏于内，不得舒展，患者会出现烦躁、四肢冷、下利、腹满、失眠、心悸等多种症状。这是由于阳气为寒水所约束，不能升发、条达周身。阳主一身之动，气行则血行，气行则水行，如果阳气郁滞在体内，就会有全身无力、四肢厥冷、食欲不振或食后腹胀之症。气有余而成火，上犯于心，则烦躁心悸。更重要的是，阴寒凝于下，虚阳郁于内，水谷无以化、清浊无以别，故症见下利而完谷不化。此证多为中青年患者所得，阳气虚弱却未成阳衰无力之虚劳，阳气郁闭不伸大于衰微不足。因此，下利虽以完谷不化为特点，但亦有随阳气郁结程度而时轻时重的阶段性特点。所以，从下利而言，少阴虚寒证，下利持续而完谷不化；而少阴阳郁证则是下利甚，日十余行，不甚则如便溏。而由阳明、少阳不利所致的阳气郁结，则无下利甚，多表现为便秘。

　　《伤寒论》中记载："少阴病，四逆，其人或咳，或悸，或小便不利，或腹中痛，或泄利下重者，四逆散主之。"（第318条）这就是一个少阴阳郁的证候，这不是真阳衰微的少阴证，没有脉微细、但欲寐、畏寒蜷卧，却有着咳、悸、腹痛、小便不利的阳郁内扰、枢机不利的症状。条文中用一个泻利下重，表明下利程度重而急迫，不似虚寒证候般持续而平缓。太阴病与少阴病都会出现下利，太阴的下利是下利益甚，便溏或便质清稀，是由脾阳不足、运化无力、清浊并下而导致的。而少阴的下利则以下利清谷或称完谷不化，即下利不消化的食物为特点。这是因为真阳衰微或真阳被遏，无力化食，且阴寒更甚于太阴病，故下利重而次数更多。从临床经验来看，太阴脾阳不足，多为便溏，易腹泻下利，一般日二三行。少阴虚寒则症状类似，症见便质溏稀而有未化食物，日二三行。但若少阴阳郁，郁结重时下利可日十余行，故称泻利。但若郁结得解或阳有所发，则不下利或便溏或日二三行。临床很多以腹泻为特点的疾病多属此类，尤其患者为中青年且体质尚佳者。

　　比如小王，来诊时就跟我说，我的病，不好治。我问他，什么病呀？他说，溃结和抑郁症。溃结，就是溃疡性结肠炎，是一种病因不明的结肠下段发生黏膜溃疡、息肉等病变而致严重腹泻的难治病。其多种病因假说中，精神神经因素、内分泌因素都是客观存在的，这两种病临床的确常常并发。小王很年轻，31岁，看上去应该体质不错，但他语音低沉，显得倦怠神疲。询问之下得知，他患溃疡性结肠炎一年多了，刚开始就是反复腹泻，多时一天20多次，后经保留灌肠，且服用中药、西药，症状得以控制，现在基本没有严重的腹泻了，但会便溏，偶尔还会便秘，但也是大便初头硬。现在困扰他的两个问题，一是失眠、情绪低落、打不起精神；二是不能吃太多甜食，一吃就腹泻，可他最爱吃这样的食物，经常忍不住。至于烦躁、心悸、手足冷等症状，他也是有的，但小便正常，也没有咳喘。诊他的脉，果然不似青年那样沉实有力，脉细而弦。腹诊时，触之最明显的就是腹满的症状，以脐为中心的大腹部胀鼓，腹壁按之有抵抗感、皮温低，大腹深按之，压痛明显，腹满处边缘清晰，状如盘，心下、小腹部均濡软。

这就是一个少阴抑郁加上少阴下利的证候。少阴枢机不利，本就易致气机郁滞，加之虚寒内盛、阳气不足，真阳为寒水所胜，困闭于内，不得升展。一则气机不达，则情志被郁；二则阳不暖水，阴寒内凝，则下利清谷。尤其一年来患者经过了数月的灌肠治疗，伤阳颇重，中阳已虚，故不能食甜，甘令中满，过食甜食，碍脾滞中，则会使阳郁加重而致腹泻。

对于他的治疗，以扶正祛寒为主，重在升达阳气，健运中焦。治疗上与前述少阴热化相似，以脐为中心操作，激发脐的中轴斡旋作用，散阴寒、开阳气，尤其针对腹满所在的如盘状的脐周，揉、按、摩、颤诸法并用，从边缘向脐后，逐渐开结消满。另外，结合少阳的疏泄作用，以少阳助少阴，并行阳气，将胁肋部作为另一重点治疗区，运用提拿肋弓、分推胸胁、肋缘振颤等手法治疗。同时，开郁必升阳，以背部捏脊为主的通督手法和针对肾俞穴、腰骶的温阳手法也是必要的。

由于患者是外地人，每周只能乘高铁来治疗 1 ~ 2 次，但好在其年轻，康复力强，经过 2 个月共 10 次左右的治疗后，他的情绪大为改善，失眠现象基本消失，偶食甜品也无大碍了。虽无明显腹泻，但他复查肠镜时，仍发现有息肉与小的溃疡灶。看来，想要彻底治疗还需要一段时间。但至少，他的工作、生活已不受影响了。

下利是《伤寒论》中一个重要的症状，也是区分多种证候的要点。比如咽喉的疼痛，太阳表证肺系不利，会有咽痛；阳明实热，也会造成咽喉疼痛；而少阴病也会出现咽痛，而且《伤寒论》少阴脉证中，连续 4 条专论少阴咽痛，足见其重要性与临床意义。咽喉的疼痛，因在上，属阳位，故多与热有关。阳经之证，无论表热还是里实热，都会引发咽喉的肿痛。而阴经之证，少阴经，循咽喉，是引起咽部疾病的主要阴经，可引起咽痛、咽肿，甚至音哑失声之症状，这就是少阴热化，虚热上冲咽喉之证。少阴咽痛证的主要病机就在于少阴真阴受伤，阴虚而内热，虚热循经上炎咽喉。正如《伤寒论》中所言："少阴病，下利咽痛，胸满心烦，猪肤汤主之。"（第 310 条）咽痛之条文，不先言咽痛，而先言下利者，即是以下利说明这是阴经之证，是由少阴真阴受损，虚火上炎而致的咽痛，不是由阳经的实热证或表寒证导致的，那些阳证的咽痛不会下利，而多症见便秘。

目前临床中，很多咽痛音哑的患者，不是阳证，不是实热证，而是这种仲景先师反复强调的少阴热化证。我们不能习惯性地一见咽痛就向表证、肺系、胃热方向考虑。而应当考虑患者体质，诊查患者有无外感史，重点询问一下大便情况。一味地清热解毒、一味地发汗，即使临时有效，也难以使患者痊愈，甚至会导致其病势缠绵。为此，仲景先师还专门说，"咽喉干燥者，不可发汗"（第 83 条）。这是因为，此咽喉干燥是由阴虚所致，阴虚生内热，再用发汗之品，更伤阴津，使阴更虚，如此病益甚。因此，见下利咽痛，当引热下行，滋阴润燥。

曾经有一位患者的咽痛完全符合《伤寒论》中的少阴咽痛之证。夏女士，56 岁，自称先天不足，儿时就体质虚弱，两年前又做了一个腹腔手术，术后因工作原因，调养不当，常出现疲倦乏力、易感冒、失眠等体虚气弱的症状。来诊前两月，她因着凉，咽喉嘶哑，服用了一些感冒清热的药物，出现了腹泻、腹胀的症状。咽喉之症虽然有所好转，但仍发音不畅、时有肿痛。诊其脉细数，腹诊时，小腹濡、大腹满，腹壁无力，皮温略高，有身热不扬之感。结合她下利、失眠、畏寒、神疲的症状，诊断为气阴两伤，少阴咽痛。患者本就气阴不足，真阴受损，中气亦虚，不可再服用辛燥清热的中、西药了。嘱其停药，每周进行 4 ～ 5 次按摩治疗，疗程为 2 周。治疗后，她的咽痛、咽肿、失眠和乏力的症状均有明显改善。患者深有感触，说没有吃药，没有按摩咽喉，只是腹部按摩和点穴，就有这么好的效果，中医真是神奇。

对她的治疗手法主要突出两点：一是引热下行，少阴咽痛是阴虚之热，是由虚火上炎而致，因此，首先要把虚热引下来，所用方法是捏拿小腿后侧，对点太溪穴、昆仑穴，搓擦涌泉穴，点按血海穴、三阴交穴。二是滋阴潜阳，以提拿关元、振颤脐中，揉腹，点按腹结穴、大横穴，拿揉股内侧为主。同时辅以清咽通脉的手法，如点推翳风、拿揉百劳、点按天突等穴。

　　像这样，以一个症状或体征作为同一疾病不同归经和证型的鉴别要点，在《伤寒论》中比比皆是，其体现的思维与实际的疗效正是中医精髓之所在。

第22章 悸，虚则阳虚，实则水泛

少阴病，四逆，其人或咳，或悸，或小便不利，或腹中痛，或泄利下重者，四逆散主之。（第318条）

——《伤寒论》

《说文解字》注曰："悸者，心动也。"正常人体的心脏之搏动是内敛、有力而有节奏的，在安静状态下，人是感受不到自己的心跳的，但医者可以在特定的部位如虚里、心下、脐周触及心跳。正常的心脉搏动受心神的支配，并与三阴、三阳功能密切相关。我们说，心为五脏六腑之大主，是君火，主气血的运行，人体的整个生命活动无时无刻不在心主的调控下进行。人体之周身血脉根于心并主于心，这是十二经脉运行和循环的生理基础。所以人体之经脉与心脏同样有着节律性的搏动，这又成了中医脉诊的生理基础。当然，血脉之可触及的搏动不仅限于人迎、寸口、跌阳这三部，在人体胸腹尤其平软的腹部，同样可能触及脉动，这种脉动同样可以作为诊病辨证的依据。在《伤寒论》中，仲景先师将这样的腹症、腹征称为悸。

首先，悸是一个自觉症状，患者自己能够感觉到心脏、血管的跳动或搏动，在心悸时甚至可以听到自己心跳的声音，又被称为动悸有声。悸动的部位可能在心前区，如虚里，也可能在腹部，如心下、脐下、脐上等。

其悸动、跳动感甚至可以在心前区、上腹部或下腹部通过视觉观察到。当有悸动感时，患者大多会有心慌、恐惧、烦躁、紧张等心神症状，或有无力、疲惫、眩晕甚至欲仆的感觉。在触诊时，医者可以通过在患者特定部位扪按感知到悸的性质、大小、强弱，从而为辨病、辨证提供依据。在腹诊中，悸常表现为心脏和腹脉的搏动失常，如搏动节奏的紊乱、力量的强弱变化、触诊时搏动区的深浅变化等。不同的腹诊分区，有其固有的经脉属性和血脉运行特点，故生理搏动也各有不同。

我们在腹诊中触诊心脉、腹脉主要在以下几个区：第一个触诊区是虚里，即心尖搏动处，其下是心的原动之处，由这里鼓动全身血脉的流通与搏动，这样的主从关系在脉搏上体现得十分清楚。因此，周身血脉的搏动都是应和着、跟随着心脏虚里这个原发点而动的。虚里之下即为心脏，其搏动中正、内敛、和缓有力、节律井然。第二个触诊区是心下，在剑突至脐的正中线上。一般而言，上、中、下脘区的搏动感最强，这是腹主动脉的搏动之处，此搏动亦沉于腹腔的中下层，强而有力，至脐上搏动感略减弱。第三个触诊区是天枢穴，两侧天枢穴处亦可触及脉动，但其搏动深于心下，按之应手有力。第四个触诊区域在脐下，约在关元穴左右两边，尤其以左侧明显。这里的搏动更深，且感之较细，须至腹后壁层方可触及。总体而言，这些脉动区正常情况下不会在皮表触及或通过肉眼看见搏动，但在病理状态下，就会出现异常的搏动，这就是悸了。

一般而言，外邪所致的心神被扰，虚里之搏动多快而有力，此为宗气被遏致虚里悸动失节，若心火亢盛或相火上扰，悸动则应衣可见、可闻。若心阳不足，致虚里悸乱，则搏动小而无力。腹脉之心下悸动多有力，居中而有根。若由中焦停饮或胃阴不足，虚火内盛而致心下搏动外越，则在腹腔表层甚至皮下即可触及悸动。但若由虚劳已极所致，则脉沉于下，深按方得。若心下悸动上弱下强或脐上最甚者，多有脾阳不足，升清无力的脾胃虚弱甚至胃下垂之证候。若某点悸动突弱而余处均正常，此为脉道有瘀，应考虑血管病变。若心下悸动不居中，则体内有积聚形成，或由脊柱、胸廓损伤所致，可见体态不正。若仅下脘悸动如突，此为少阳结郁所致，多伴有情志之证。脐旁若脉动应手，浮于皮下或轻按即得，多有脾阳不足，中焦虚寒而阳浮于外，或因阳明内热约束脾阴之证，当腹内水停，中焦水气结聚时，脐旁之悸动亦明显。脐下悸动深藏于腹后壁，若浮现，是肾阳浮越，为肾阳受损后不足而奋起之象，或本有阴寒，再加恐惧、郁怒伤及肾阴，迫阳于外而致，此证也可能因下焦水停，水饮内停所致，故有水则悸动更显。正常情况下，胁下多不可触及脉动，若感右胁下悸动应手，此为肝胆郁火之故，或因血瘀、积聚等有形之结已成。

由于动脉深藏于腹腔之内，正常情况下搏动内敛而深在，不易在皮表或腹腔表层触及，即使体型较瘦或心下脉搏强的患者，触诊时，其搏动也是端正含蓄、伏藏于里的。只有在脏腑功能失调或内有邪扰的情况下，这些脉动才会浮现于外，从而被患者自身或医者在浅表部位的触诊感知到。所以，从伤寒腹诊角度而言，悸首先是一种异常的胸腹动脉搏动。其次，这种异常的搏动在体表或腹诊时能够被触及和感知到。几乎所有的悸，无论心下悸、脐下悸、脐旁悸或心中悸，都症见脉搏外显，这与寸口脉的脉动还是有很大不同的。而惊悸、动悸、眩悸、喘悸等，也都应在这个脉搏外显的基础上进一步辨证论治。

形成悸的原因很多，脏腑气血的紊乱、外感、起居或饮食不规律，都有可能，但就其病机不外乎两方面，一是阳虚，二是水泛。心为少阴之脏，心阳鼓动着心脏的搏动，进而调控全身阳气的运转。心阳不足，鼓动无力，必然会导致整个机体的机能下降，而在这种机能下降的情况下，机体会反过来要求心阳进一步鼓动气血以维持机体之生命活动。这时，本就不足的心阳勉强为之，结果就是致心阳浮越于外，且搏动节律发生变化，或快或乱或虚浮。因此，心阳是脉动的根，凡可影响心阳功能的因素都有可能导致悸。从《伤寒论》的条文中我们也可以看到，三阴三阳，论及悸者，主要在三阴经的脉证中，太阳病中虽然有论述悸的条文，却大多是论述病症之鉴别诊断或变证或误治后的情况的，如前文提及的真武汤证。少阳病条文中提及悸的只有一条，阳明病各条文中没有关于悸的论述。而三阴病条文则论及悸最多。从三阳病看，阳经在表而阳气充足，对心阳的损伤和影响较小，故而悸少。古人说，心阳不足则悸，心神被扰则烦。在三阳病中，烦、躁更多是心阳被邪热所扰的缘故。尤其是阳明经，多气多血，为两阳合明，阳气最盛，故烦、热、躁、实最多，而无悸。少阳是弱阳，又半表半里，所以作为或见症，可见悸。小柴胡提纲中记载："伤寒五六日中风，往来寒热，胸胁苦满，嘿嘿不欲饮食，心烦喜呕，或胸中烦而不呕，或渴，或腹中痛，或胁下痞硬，或心下悸，小便不利，或不渴，身有微热，或咳者，小柴胡汤主之。"（第96条）三阴病阳气不足，病机多为阳虚寒盛，或有阳郁，或有虚热，或有逆乱，以阳气不足为基本特点。无论是少阴心阳本气不足，还是脾阳不足，斡旋生化无力，或是肾中真阳不足，都可致悸，如《伤寒论》中记载："少阴病，四逆，其人或咳，或悸，或小便不利，或腹中痛，或泄利下重者，四逆散主之。"（第318条）这就是一个少阴阳郁、水火不交、少阴枢机不利的证候。再如"伤寒二三日，心中悸而烦者，小建中汤主之。"（第102条）以方测证，小建中汤是一个健脾和胃、主建中阳的方剂，虽在太阳病篇，却是变证之方，是太阴所致的悸。而厥阴病，更是由阴阳失调而致气机逆乱、厥热胜复或寒热相拒，伤及心阳所致，因而多悸。

再者，悸是异常、外显的脉动，而水是最能传播这种节律性搏动的媒介。如果体内有过多或者积聚不散的水湿，或是水与气相结，就会产生对内在之脉动的传导效应，于是在腹部较表浅处便可感知到这种搏动，这就是外显的悸了。所以当出现悸的时候，也有可能是体内有过多的水饮和水湿，这些水饮一可传导脉动，二可阻碍三焦气机，妨碍阳气的机转与升发，出现诸如水气凌心、水寒射肺、中焦水停或下焦蓄水的证候。我们发现，当病机涉及水饮时，多易致悸。我们知道，津液代谢是人体的重要生命活动，肾在下，藏寒水，主水液，司二便。脾在中焦，主运化，行津液，主输布，可使水液升散而不停滞，且水能克火，故中焦脾胃如一道大坝，防止肾之水饮扰动心阳。上焦心阳属火，清净明旷，肺为水之上源，主通调水道而使上焦之气如雾露灌溉，且心火受肾水之上济，肺之宣降亦受肾主水之调控。故若下焦水蓄，肾阳不足或阴寒太盛，寒水上搏心阳，则会症见悸动不宁。若中焦脾阳虚弱，不能升津化液，水停不去，可上凌胸心，亦会出现心悸不宁之症。同时，肺失宣降，水道不通，也会遏郁心阳，出现悸动之状。

所以悸以虚证居多，无论是由肾中真阴、真阳不足所致的少阴阳郁、阳衰或寒凝之证，还是由脾阳不足造成的生化无源、气血亏少之证，或是由厥阴的阴阳不接所致的寒热紊乱之证，都表明悸这一病证的出现是阳气浮越于外、勉力鼓动的结果。同时，本虚标实的水饮内停或水湿泛滥，虽表现为有形实邪积聚而传导脉搏出现悸，但其根本还是阳虚，还是由肾阳不化水或脾阳不运水所致。

《伤寒论》中的悸主要有心中悸、心下悸、脐下悸和脐上悸。心中悸就是上述的小建中汤证，一个典型的脾虚而气血生化无源的心阳不足之证。与之相类似的，还有著名的脉结代、心动悸的炙甘草汤证，也是一个典型的心阳亏虚、气血不足之证。脐下悸则是由少阴寒水凝滞，阴反搏阳而致，如"发汗后，其人脐下悸者，欲作奔豚，茯苓桂枝甘草大枣汤主之"（第65条），这就是中上焦阳气不足，下焦水寒太盛，水来克火，阴来搏阳的证候，不但症见脐下明显的悸动，还会有类似奔豚的气上冲心、憋闷欲死之症。奔豚在临床中少见，但寒水上犯、心阳被遏以致悸、烦、胸满、汗出、眩晕的症状还是常见的。而心下悸是条文中涉及最多的，心下悸多为阳虚水泛、水停中焦之证。正如前文所述，阳明无悸，心下虽属胃，但旁为少阳，下为太阴，当水饮内停时，水气不能为脾阳所化、所制，上凌心阳，就会出现心下的悸动，这也与水饮在里、传导脉动有关。所以，心下悸，悸在水饮，而非阳明，这也是为什么患者感心下悸最强之处在心下与大腹之间。至于脐上悸，《伤寒论》中没有明示，却在霍乱证的处方加减中特别说明，"若脐上筑者，肾气动也，去术，加桂四两"（第386条）。什么是肾气动？肾者，寒水也，在脐下也，肾气动者，肾中寒水上出脐上，是下焦水寒凝蓄，而中焦阳虚不化的证候，仍未出阳虚水泛之病机。

在按摩临床中，真正以心中悸或心动悸来诊的患者并不多，但一些患者素有心阳不足、气血亏虚，在按摩治疗其他疾病时有可能突发心悸不适之症，这类急症很是考验医者之手法功效与应急能力。第一次遇见李老师，就是在这种情况下。那天，一位同事来找我，说有个患者在按摩过程中突然心慌无力，让我帮忙处理一下。我过去一看，一位中年女性正躺在治疗床上，她就是李老师，自诉心慌、气短、全身无力、手脚发凉。她声音低微，很安静。经询问得知，她是大学老师，近几个月科研工作很忙，常熬夜。体检结果显示心脏没有什么大问题，她以前也曾出现过心律不齐，休息后就好了。诊她的脉，果然是一个结代脉，有明显的间歇，五六次或十余次后脉搏就会出现一个停顿。她的脉象浮大，并不弦硬。测她的血压，正常。这是一个典型的脉结代、心动悸之证。旁边同事有点儿担心，问患者需不需要心电监测或吸氧。我想，患者只是近期休息不好，用心神太过，伤了心阳，再加上按摩时的疼痛刺激和紧张，致使她的心阳浮越，悸动不宁，并无大碍。她现在正处于心律不齐、心搏出量少而紊乱的情况下，自然周身无力，只要纠正了心律，气血运行正常了，也就好了。若把急救设备推来，患者会更紧张，有些小题大做了。

于是，我就用手法治疗，想着若无效再用其他手段。我用了两个手法，第一个是公孙穴配内关穴，先双点内关穴，感受患者呼吸，随呼吸点按24次。再分别点按两侧公孙穴，各约1分钟。第二个手法是让患者屈膝屈髋，提拿她的腹肌，自上而下，吸提呼落，重复12次。整个治疗过程五六分钟，患者自觉明显好转，声音有力，话也多了。再诊她的脉，五十次脉搏之内没有出现间歇。患者起身后感觉良好。当然，这只是一个宁心敛阳、宽胸安神的临时操作之法，对于患者心阳不足的现有证候改变不大。因此，嘱咐患者多休息、多睡眠、少思考、劳逸结合，如果这样的心律不齐、心慌气短之症再度发作，要及时到心血管的专门科室进行详细检查。当然，我们也不提倡通过手法来解决心脏疾患，尤其是急危重症，回阳救逆不是按摩所长。李老师这种情况，一则病情轻浅，二则是按摩手法刺激所发，手法大多平和，引发的症状一般也易于纠正。临床上对于类似的情况，我们还是要在保证患者安全的基础上进行治疗。

我还曾接诊过一位心动过速的患者王女士，她 40 岁。来诊时主诉常心动过速，心率可达每分钟 160 多次，发作时症见全身无力、眩晕、足下发飘欲倒、胸闷气短。安静时心率也在每分钟 90～100 次，稍微运动心率就会加快。她说，我自己都能听见自己的心在猛跳。诊脉时，发现她的心率接近每分钟 100 次，脉沉而细。腹诊时，发现她的心下、大腹胀满，心下有痞硬，心下悸动表浅应手，轻按即觉脉动有力。患者自诉近期亦有晨起眼睑微肿、食欲不佳、睡眠不安等多种症状。而且在我给她腹诊时，她还很不好意思地对我说，肚子上的肉太多了，最近长了快十斤。但看她近期的医学检查，除心率过速外，没有太多其他问题，她的甲状腺、血压包括超声心动检查，均无特殊改变。目前她服用 β 受体阻滞剂来控制病情。

王女士是一个阳虚水泛、水气凌心的证候。而且是心、脾、肾三脏阳气皆虚所致。如《伤寒论》记载："伤寒若吐、若下后，心下逆满，气上冲胸，起则头眩，脉沉紧，发汗则动经，身为振振摇者，茯苓桂枝白术甘草汤主之。"（第 67 条）心脾阳虚，水饮上犯，故而症见心悸胸闷，且心下痞硬、大腹胀满。水邪聚于中焦，阳气不展，故心下悸动明显。她的心下悸几乎是视觉就可感知。清阳不升，水蒙清窍，自然症见头眩。而她发作时，症见心下悸，头眩，身瞤动，振振欲僻地，这正是阳虚水泛的真武汤证。由于肾阳不足，不能制水，水上可凌心，外可浸于筋脉肌肉，使筋脉失养，故可伴有运动失稳的症状。

至于为什么王女士会阳虚至此，经了解，她先天体弱，近年从国外回来工作，压力大，生活无规律。治疗上，我们当然不可以见悸按悸。对于心下悸，脉动应手的正中线部位，在手法上要尽量避开，不可以直接着力按压，甚至限制血脉，这样不仅没有太多的治疗作用，更有可能增加患者的紧张不适感。应抓住阳虚与水泛这两个病机，先治其标，先利水、降水止悸，再逐步温阳益气化水。前期治疗，以揉全腹、提拿腹肌、取有利水作用的对穴，如中极与委中、天枢与丰隆、阑门与足三里等穴位，并捏捻背部太阳经皮肤及皮下组织以开腠理、通三焦。5 周后，患者腹满、心下痞硬的症状基本消失，她的腹围减少了 6 厘米，体重下降了 3 公斤，食欲明显好转，心慌、眩晕等症状也有所改善。后期治疗以温阳化水为主，施以振颤脐中，拿揉关元穴，按揉小腹，拨揉肾俞、命门等穴位，擦腰骶，对点太溪穴与昆仑穴、捏脊等手法。再嘱咐患者注意休息和改变工作方式。她的心率过速之症明显得到缓解，虽偶有复发，但没有再出现过每分钟一百五六十次那样危险的情况了。

另外，我还曾亲眼见过我的老师王友仁先生用手法治疗一个先天心率过速的儿童。小轩，8 岁，他 3 岁时就有心动过速的情况，但多方检查后，没有发现严重的器质性问题。曾被医生建议进行射频消融治疗，但因为这孩子年纪小，家长拒绝了这种治疗方法。现服用抗心律失常药物来控制病情。孩子的家长是王老师的患者，在向王老师提起此事后，就把孩子带来就诊了。王老师给小轩的诊断就是先天性的心阳不足，阳虚外浮的心动过速。他以取穴为主进行治疗，选用膈俞、心俞、大椎、膻中、阑门、血海、足三里、太冲、太溪、涌泉等穴，逐穴按揉或推拨。治疗期间，孩子的心率竟然降了下来，他母亲说，夜间查他的心率时发现，心率降至每分钟 72 次，达到了健康孩子的水平。小轩运动时心率虽快，也没有像以前那样快得吓人了。这样的治疗持续了一个暑假，后因孩子开学而停止。即使是这样一个不完整的治疗过程，也体现出中医手法对于心脏疾病的正向作用，值得研究。

我们说，心为五脏六腑之大主，君主之官，神明出焉。心居上焦胸中，高高在上，心阳普照万物，也重镇万物，但若心阳受损，镇摄无权，就会症见心慌不宁和心下悸动。我们前面说过，心下支结较重者，在心下略近大腹的地方会出现一个结聚，质地较硬，触之明显。同时，如果腹诊发现这个腹征，患者也大多会伴有心下悸之症。这个心下悸不仅与少阳的枢机不利、横逆心下有关，亦与心阳不足、制下失权相关。

老杨就是这样一位患者。他年轻时好运动，会拳脚，能吃且贪杯。可是临退休体检时，竟发现冠状动脉有两个大分支堵塞率高达百分之九十。虽然什么症状都没有，但安全起见，他做了 4 个心脏支架。手术后，他就像变了个人。由于限制肉类等高脂肪食物的摄入，以及要戒酒和限制运动，他的体重一下子降了30斤，还出现了胸闷、心慌、烦躁、失眠、情绪低落的症状。他本极爱运动，天天泡在公园里，现在却不爱出门，郁郁寡欢。经腹诊，我发现他心下有支结，从中脘到脐上有一个一指宽、呈板状的结聚，由于腹直肌紧张而形成的肋弓下的枝状旁支也十分明显。更重要的是，心下悸明显，轻触皮表即可感知脉动。我在对支结的循按过程中，始终可以触到他的心下悸动，外向而有力。问诊时，他自己也说，困扰他的不是心慌、胸闷，那只是睡不好或情绪不佳时才有的症状，很快就可缓解。上腹部的胀满、阻塞和向上顶冲感时时存在，这才是让他最难受的。这也是一个典型的身心相互影响的疾病，少阳不利、疏泄失常而致心下支结逆满是一个原因，心脏的手术损及心阳是另一个原因，但手术带来的生活习惯的改变和心理压力也是一个原因，三个原因相互影响，形成恶性循环。

我对老杨的治疗采用以身养心、以心调身的策略。所用方法不外乎提拿胁肋，分推胸胁，拿揉带脉，揉腹，点按心俞、膈俞穴，捏脊，点按三阴交、太溪穴，按揉内关、劳宫穴等。这里要特别指出的是，在心下区，腹直肌的紧张感通过按揉即可缓解，但对于心下正中的那个结，治疗上不可以直接按压、拨理，那样会促使悸动反弹，并使患者的支撑、胀滞感加重。我们的治疗应从这个结聚区的两侧即腹直肌的外缘入手，向后正中线即脊柱前缘的腹后壁施力，点、理、振颤均可，作用力一定要达到这个结的背面，以逐渐消除或缩小这个结。其实，老杨的身体素质还是很好的，经过按摩治疗和心理上的疏解，两三个月后，他就好多了，尤其心下的支结，支基本消失，结也软了很多，相应地，心下的脉动舒缓了，也沉下去了，饮食与睡眠状况也大为好转。我对他说，你现在能吃能睡，就是不能喝酒了，也挺好，该运动就去运动，病就好了。

至于脐周围的异常脉动，即脐旁天枢穴区的脐旁悸，连于心下，与脾阳和中焦相关，若悸动外显，则多由脾阳虚或中焦水停所致，与心下悸不同之处在于，此悸动常与脾之升清和小肠之分清泌浊功能相关，多在消化不良、便溏腹泻、消瘦的患者身上出现。若为阳明证，症见腹大满实、便秘者，脐旁多无悸动，且其脉动难以触及。

脐下脉动深而较细弱，一般若不特意向腹后壁方向按压，就难以触及，但由于大多数患者的小腹、少腹较平软，在深循细查时，脉动还是很清晰的。若在腹腔中层，稍用力循按即可感知脐下脉搏跳动，那就是脐下悸了。脐下悸，必有肾阳不足或阳虚水泛之证。素体阳虚的患者，稍有劳累或生活、工作规律发生改变，致阳气受损，就会出现脐下悸。曾有一个患者的证候很典型。他已近中年，平时工作劳累、应酬多，常症见胃胀、腹泻，专门从外地到我们这里来治疗。他刚来时，我在检查中没有发现明显的脐下悸动。可是在第三次治疗时我却发现，他左小腹脐下悸动明显，搏动感外向而浅。一问他，他就说，哎呀，你们的手真厉害。他不好意思了，说自己平时很忙，这回来北京看病带着妻子，一起再度个蜜月，所以在治疗之余去景点旅游，也比以前多了些夫妻生活，他自己也觉得有点儿累呢。其实，这样的情况挺多见的，尤其是对于一些年轻人，夫妻生活较频繁，肾阳不足而勉力振奋，就出现了脐下悸动，也没大问题，正常休息休息就好了。

当然，对于脐下悸，女性患者似乎少于男性，我很少在女性身上触及外显的脐下脉动，这可能与男女的阴阳属性相关。另外，还有一个特点值得注意，男性脐下脉动若极细小甚至难以触及，多是肾阳不足之证，可能表明性功能低下，多见于阳痿、早泄的患者，其脐下脉动多极弱，临床可供参考。

至于脐上的悸动，与心下悸类似，是肾阳不足、水饮泛滥所致，只是脾肾因素多于心肾，悸动之源在脐周而非心下悸的胸膈。故悸动较深而细，应仔细分辨，临床上脐上悸有时会被心下悸所掩盖，但若悸动明显，水饮内停，脾肾阳虚的程度就较重了。

第 23 章　厥阴病，阴阳不相顺接

厥阴之为病，消渴，气上撞心，心中疼热，饥而不欲食，食则吐蛔，下之利不止。（第 326 条）

——《伤寒论》

《伤寒论》中记载："厥阴之为病，消渴，气上撞心，心中疼热，饥而不欲食，食则吐蛔，下之利不止。"（第 326 条）此条是厥阴病的提纲，是很复杂也令人很费解的一组症状，又有气上冲，又有下利，还有饥不欲食、消谷口渴，甚至可见吐蛔，有上有中有下，三焦症状均可见，症状之中有寒象又有热象，夹杂难辨。但结合"凡厥者，阴阳气不相顺接，便为厥。厥者，手足逆冷者是也"（第 337 条）或许就能清晰地理解了。厥阴病是阴极而阳、阴阳错杂变化的一类病证，症状表现也常常是虚实、寒热、表里兼见，正因如此，厥阴病被历代医家称为疑案。但就我理解，其主要病机应是阴阳不相顺接。

关于吐蛔，郝万山老师曾有过精辟的论述。这样的症状现在已经很难见到了，但在我小时候，由于卫生条件不好，确有儿童吐蛔的情况。其原因正如郝万山老师所分析的，患者身体上热下寒，体内之蛔喜热而趋上，加之饮食的引动，就会出现吐蛔。至于成年人，也曾耳闻体虚者有吐蛔现象，且不久之后患者会大病一场，但我未曾亲眼见过。同样病机下的饥不能食我却是遇到过的。这里一定兼见《伤寒论》第 338 条所说的得食而烦、食后心烦、心悸、眩晕、周身无力等症状。饥不能食之病机常在于胃强脾弱、胃热津伤、少阳郁热化火或中阳不足等，若由中阳不足所致，兼症大多是食后腹胀或食后倦怠嗜睡。

　　老魏是一位高级知识分子，退休都 10 年了还在坚持工作，可一件糟心事让她病了一场。她是搞技术的，对于社会上的诈骗手段知之甚少。一天她接到一个电话，对方自称是公安局的，说她的银行账号被盗了，让她配合公安抓住这个盗贼。老魏一想，自己的账户里是退休后攒的工资，准备给孙子留学用的，她一下子就紧张起来，慌慌张张地把钱转存到对方指定的账户中，期间，她还问这位"公安"，她还有一个存折，要不要也保护起来……于是老魏两个账户 10 多年的积蓄就没了。要不是女儿发现她连饭都不吃就往银行跑，说不定她把老伴的退休工资也搭进去了。等她女儿带着她来我这里看病时，这件事已经过去 20 来天了，老魏在女儿和派出所警察的劝说下，情绪基本恢复了正常，她女儿跟我说，她现在就是有一个毛病，不能吃饭，见到饭就烦躁，情绪一下子就变坏。有时，连哄带劝地让她吃几口，她也能吃，但吃完又常常感觉心慌、胸闷、头晕，要躺一个多小时才能缓过来。刚开始她以为是生气导致的不适，后来发现事情过去了，她还这样，症状好像还越来越重。之前她也怕会气出病，做了胃镜，检查了甲状腺、心血管，都显示没问题。

　　当时，我脑子里立刻闪现出的就是得食而烦，我问老魏，平时饿不饿，她说，还是知道饿的，似乎也有食欲，就是一坐到饭桌前就烦躁，稍微吃多一点就感觉心慌、眩晕。这就是饥不能食、得食而烦。至于气上撞心、心中疼热、便溏腹泻等症状，也是存在的。老魏所患就是一个阴阳之气不能顺接的厥阴病。郁怒、惊诧、自责，这些负面情绪在短时间内刺激着本就上了年纪的她，致虚火上炎，形成了上热下寒、阳上阴下、相互分离之证。她的中上焦虚热，因而尚有食欲，但阳气不能下降以滋下元，致阴寒在下，不能温化饮食，故而食入不化，上扰心神、清窍。见食则烦更是食物引动其胸膈心下的郁火，冲胸扰心之故。

　　治疗时，一是清降内热，二是调和阴阳。老魏表现出的气上冲、饥不能食等症，虚热在上是标，是直接原因。我运用的治疗手法为：捏拿腓肠肌，点按阴陵泉、三阴交、太冲、公孙等穴以引气下行，抓提、捏捻、搓擦背部风门、肺俞、大椎等穴以透邪外出。尤其是捏拿腓肠肌，以承山穴至跟腱为重点，因此处为三阳所会，清利在上之胸廓、头面的气火最佳，对于失眠、头痛、眩晕也同样有效。捏拿的方法很简单，即自上而下反复拿提揉放腓肠肌，就可以了，只是时间要稍长些，1 ~ 3分钟，至局部有自内而外的透热发散感最好。当然，治病求本，阴阳不顺接、上热下寒是病机所在，治疗上应和阴阳、运气机，尤其是调节上下寒热的气机，这就应当以脐这个轴为核心。手法不外提拿腹肌、点按脐周天枢、阑门、关元等穴。取穴时，要配合患者呼吸，将治疗之力传导到脐后与背腰相连之处，也就是肾间，点、颤、拨理均可。再对肾俞、命门等穴施以揉按、搓擦之法，拿揉股内侧厥阴经，可以运转上下，以厥阴为主调和二气。这样治疗10多次后，老魏基本恢复了健康。后来，与老魏聊起她的这段病情，我把《伤寒论》中的条文指给她看，开玩笑说，这要是在几十年前，人人肚子里都有好多蛔虫的时候，说不定你还会吐蛔呢，那就更典型了。

　　其实老魏的这个病证还是要与《伤寒论》中的"阳明病，脉迟，食难用饱。饱则微烦头眩，必小便难，此欲作谷瘅。虽下之，腹满如故，所以然者，脉迟故也"（第195条）相区别。这里也有食难用饱、饱则微烦的类似症状。但这是一个中阳不足、中焦虚寒、运化无力造成的病症，病程应较长。中阳不足，或便秘，或大便初头硬且会有小便不利，但不会如厥阴上热下寒那样出现下利、小便正常或清长的状况。一个是以中阳不足的虚证为主，一个是以本虚标实、寒热分隔为主，临床需详加辨别。

　　阴阳的不相顺接，症状表现复杂多变，除了上热下寒，还有类似阴盛格阳的里寒外热之证，这在真寒假热之证的论述中我们也看到了。这里还有一种内湿外燥的现象，值得我们思考。"伤寒始发热六日，厥反九日而利。凡厥利者，当不能食，今反能食者，恐为除中。食以索饼，不发热者，知胃气尚在，必愈。恐暴热来出而复去也。后日脉之，其热续在者，期之旦日夜半愈。所以然者，本发热六日，厥反九日，复发热三日，并前六日，亦为九日，与厥相应，故期之旦日夜半愈。后三日脉之，而脉数，其热不罢者，此为热气有余，必发痈脓也"（第 332 条）。这是《伤寒论》中很少见的篇幅较长的条文，其信息量大，主要包括两方面内容，一是除中，二是厥热的胜复。

关于除中，按摩临床中少见，有点类似回光返照、残灯复明之象，是指胃气垂绝而反能食的反常现象。除就是消除，中就是中气，除中这个症状，是指中气败绝前引食自救的回光返照现象。其实生命将要终结的时候，残存的能量常常会发露无疑，本来患者表现出一派虚寒证，应当食欲低下，吃得很少，结果患者反而很能吃，甚至吃得比较多。这时要特别提高警惕，判断会不会是中气消除之前回光返照的现象。有些情况下，患者会吃上一碗米饭或一碗饺子，几个小时以后就去世了，这在久病、危重病的患者中是常有的。另一个是厥热的胜复，即将厥冷下利与发热的天数相比较，从而判断寒热的趋势与强弱。332 条里面的九日周期与厥热的关系，众说纷纭，各医家讨论颇多。我仅就"其热不罢者，此为热气有余，必发痈脓也"这句话说一些个人看法。

厥阴病，性属阴，转自太阴、少阴二经，以虚寒为本。若病久，致里寒益盛而阳虚益衰，寒湿为阴，易凝在里，而热燥属阳，浮越于外，久之就会出现里寒外热、内湿外燥的情况。此时脉道痹阻，腠理开合失司，津液不能外布，致皮肤失养而出现皮肤干燥。同时，在里的寒湿久而化瘀化痰，二者相成，最易在肢端即脉道狭窄处阴阳相接而发为痈脓。产生痈脓的诱因，可能是情绪、饮食，也有可能是外感或药物。总之，脉道的瘀阻和内外阴阳二气的相隔是恶性循环、相互为用、进行性加重的。热不罢，热气有余，是相对的，是热自内向外发散或寒湿敛降而致虚阳外浮、津液不布的表象，阴阳不顺接才是根本。上述饥不能食是上热下寒，阴阳相隔在中焦所致，而这个必生痈脓，是由于内寒外热，内湿外燥，使阴阳相隔在腠理而成。

老沈的病例验证了我在这方面的推断。她今年 64 岁，糖尿病史近 30

年，治疗方法也是从饮食控制到服用降糖药，再到联合用药，最后到注射胰岛素。她来诊时有两个困扰，希望通过中医治疗解决：一是胰岛素的低血糖反应，二是坏疽。她说这几年来，皮肤干燥越来越严重，医生告诉她，如此下去很容易导致糖尿病性坏疽。她也曾在住院时看到过坏疽患者，这些患者症状一般为皮肤干燥、疮口久而不愈甚至截肢。我触诊她的下肢时，果然发现她膝以下的皮肤干而有屑，最突出的是足底部，角质化十分明显，皮肤干硬，表面生了一层毛刺，甚至有些粘袜。她平时很小心，因为如果脚不慎受伤而致皮肤损伤，可能愈合很慢。

坏疽就是糖尿病发展到后期出现的阴阳之气不相顺接的病证。内湿外燥是阴阳不顺接症状的一方面，她的低血糖反应是另一方面。胰岛素使用稍有不慎或饮食不当，她就会出现眩晕、心悸、冒冷汗、全身无力的症状，她自称在家也曾有过低血糖昏迷的情况，只是因为家中有人，才没出大问题。这也是常用胰岛素的患者的一个难以解决的问题。由于患者长期用药，自身胰岛素分泌与血糖调节的功能逐渐丧失，很容易出现血糖忽高忽低的情况。不用胰岛素或少用几个单位时，血糖会骤然升高，但稍微多用或饮食不注意时，又会突然出现低血糖的情况，有时发作起来，连自救的时间都没有。这其实也是一种阴阳不相顺接的表现，这是由于阳气鼓动布达与阴气滋养潜藏间原有的规律被打破了，阴阳间缺乏交通互用，乍合乍分，急进急退，就出现了这种断崖式的血糖波动。所以，老沈的这两个诉求，其实在中医辨证上属于同一个病机——厥阴病，阴阳不相顺接。

治疗上，应交通阴阳，如前文所述，以脐为中轴，运转上下内外。如扣脐的按揉法，脐中的振颤法，脐周天枢、阑门、关元等穴的点按、深颤法。手法操作的目的，一是为调动肾间真阴真阳，二是为加强阴阳二气的融合与运动。所以，手法在点按、振颤时要力达肾间，使腰、腹、脊、脐形成畅通的管道。在施以按揉、提拿手法时，要带动全腹，操作幅度和深度宜大。另一类按摩手法就是从经脉循行角度出发，在阴阳二经交汇的手足末端施以通脉化瘀之法，以通利血脉，加强衔接。如足底掌心的推擦、腕踝的旋动按压、指趾的捏捻牵挣之法，做到透热脉通为宜。老沈因为经济原因，不能长时间、多疗程地治疗。但她成了我们这里的老病号，只要她一来，肯定是近期又出现了低血糖反应，治疗一段时间后，症状就没有了。尽管她的低血糖反应没有被根治，但也没再出现过她最害怕的坏疽，皮肤状态也好多了，尤其是，足底那能粘住袜子的毛刺早就消失了。

在治疗中，我还用了一个老大夫们传下来的经验穴——少府穴。不止一位老师曾教我，少府是治疗糖尿病的要穴。我原以为这只是我们医院这个流派的经验，可几次外出学习，包括请教振腹流派的专家，发现少府穴是很多大夫治疗糖尿病时必用的一个穴位。数以百计的穴位，专家们唯独在这个穴上达成共识，其中必有奥妙，这将在下面讨论。

所以我在想，读《伤寒论》，尤其厥阴篇中的很多内容，是需要我们通过特定的伤寒思维来分析辨别的。以方测证、以药测症，有者求之，无者求之。比如心动过缓的患者老谢，就给了我不少启发。

老谢也是 60 多岁的人了，在年轻时就有心动过缓的症状，这几年体检时她的心率总是每分钟五十来次，少则每分钟四十七八次。有医生建议她内植起搏器，她想着，几十年都是如此，习惯了，也很少不舒服，就拒绝了。她在我这里治疗的是脂肪肝，她血脂高，转氨酶也略高，通过按摩已有好转。那天，她送完孙子上学，早早地就来医院候诊了，九点来钟，还没轮到她的号，我正忙着，就听有患者说，哎，你没事吧？不舒服吗？另一个患者说，王大夫，你来看看，她好像病了。我走过去，只见平时挺爱动的老谢趴在旁边的椅背上，用很微弱的声音对我说，王大夫，我有点心慌。我一摸，她的手上全是冷汗，搭脉，估摸着心率肯定不足每分钟五十次。我赶紧让她躺下，叫来同事给她上了心电监护。果然，心率每分钟四十六次，倒也没其他问题，血压、血糖都正常。老谢还安慰我说，没事，我以前也这样，一会儿就缓过来了。我想，她一定是这几天累的，看孙子，今天又等的时间长了，说不定连早餐都没吃。我们问她，你带着药吗？她说没有，然后对我说，王大夫，麻烦给我拿个毯子，我出点汗就好了。的确，她当时手脚冰凉，于是我给她盖上毯子。按规程，我们联系了她的家人，可还没等家人赶到，她就起来了，说王大夫，我好了。我过去一摸，果然，她的手温乎乎的，是很正常的那种体温，心率也有每分钟五十六七次了，她的手腕处也是潮潮的，有汗。我让她坐着继续休息一会儿，等她家里人来。她说，王大夫，你看我这毛病，从年轻时就有，这两年老了，稍累点就心慌，不过每回我只要盖上被子或喝点热水，一出汗，就好了。看着她这样，我想，还真是久病成医了。此后，她坚持治疗了一段时间，脂肪肝降到了轻度。

有一天，我读《伤寒论》，看到"下利，脉沉而迟，其人面少赤，身有微热，下利清谷者，必郁冒汗出而解，病人必微厥。所以然者，其面戴阳，下虚故也"（第366条）。我一下子想起了老谢，脉迟，眩冒，汗出而解，不正是她那天的症状吗？手足厥冷而身微热，戴阳，正是阴阳二气不顺接的表现。心阳不振，鼓动无力，致心率减慢而全身无力；清阳不升，血不荣头面，必然致眩晕。再结合她有重度的脂肪肝，厥阴经气不利，疏泄失权，就出现了厥。若小发其汗，可振奋阳气，阳一升则内外俱解。这里，老谢只是阳气不足而致阳气外浮，没有似格阳或戴阳那样浮越于外或显露无遗之象，故小发其汗，通利腠理、三焦即可，心阳一通，诸症皆除。从此，我也有了这方面的经验，对于心阳不振而出现眩晕、心悸的患者，若手足厥冷，则小发其汗，通利心阳即可，如保温、按揉手足等。当然，一定要保证患者的安全，注意与心阳亡脱的大汗或油汗、胸痹的疼痛、脑卒中的昏迷相区别。

第 24 章　消渴病名考，传统三消模式

上消者，肺也，多饮水而少食，大小便如常；中消者，胃也，多饮水而小便赤黄；下消者，肾也，小便浊淋如膏之状，面黑而瘦。

——《丹溪心法》

回过头来再看前文我们说过的调经点，少阴、少阳主枢是其定穴的理论基础。恐怕立刻有人就会想到，那么少阴、少阳的交结点，那个"寅"，不会只有一个吧？至少在手上同样的位置，是不是也会有这么一个具有特殊治疗作用的点呢？当然，医学是讲究规律的，在同样的理论指导下，在身体不同部位可以找到同样具有特殊治疗作用的点。

这个点就是手少阴与手少阳的连接点——少府穴。这是一个经穴，属于手少阴心经。大家知道，手少阴心经其实是一个比较特殊的经脉，在中医学早期的著作中，如马王堆出土的《足臂十一脉灸经》中，就没有手少阴心经和其相关腧穴的记载。后世经脉系统得以完善后，才出现了手少阴心经，其经穴数量也是各经脉里最少的。这也是一个很有意思的、具有中国传统文化特点的现象。各医家对于经脉系统的来龙去脉甚至有无，历来存在颇多争议，作为一个临床工作者，我无力摸清其起源、实证其存在，但临床事实告诉我们，它就在我们每一个人的身体上，与生命俱来，与生

命同去，这样的理念，是中医必须具备的。

少府穴在手掌面，第四、五掌骨间，握拳时，当小指尖处。作为手少阴心经的穴位，可用以治疗心神方面的疾病，这是很好理解的。事实也是如此，少府穴被一些医家尤其是针灸医家比喻为"牛黄清心丸"，具有很好的安神宁心、清热除烦、安眠定志的作用。可见它调理少阴枢机、交通心肾阴阳的功效。而在脏腑按摩临床中，少府穴还有一个特殊的用途，就是治疗消渴。

消渴就是现在发病率极高的糖尿病，少府穴能够治疗消渴，在按摩临床中，如同调经点，这是治疗消渴的必取穴。其机理源于少阴、少阳的枢机作用，这在调经点的讨论中我们已经明了。不过，先把这个穴放一放，我们首先要回答的是，按摩真能治疗糖尿病吗？中医真能降糖吗？之所以会有这种怀疑，似乎是因为目前我们所见的中医的疗效远不如西药来得快，对一个血糖持续升高的患者，即使是一位中医，也常常不得不让他服用降糖药甚至使用胰岛素来稳定病情。是我们真的不行吗？不是我们不行，而是我们自乱了阵脚，我们被尿糖、血糖等现代所谓的金指标搅乱了思维，打乱了节奏，中医不是不能治疗糖尿病，而是不能只凭血糖指标来诊病、辨证和预后，我们有自己的评定标准和分型分期，我们有自己的阶段治疗方法，对于消渴这个在中医学发展之初就被先贤们所认知的疾病，我们是有办法的，只是我们后人有些踏错了节奏。

按摩可以治疗消渴，少府穴是治疗消渴的要穴，但按摩作为以和为属性的治法，少府穴作为以调枢为功效的腧穴，在消渴的早期与晚期应用最为有效。也就是说，按摩对于这个复杂的疾病而言，阶段性作用十分突出。要想理解这一点，还是得从消渴与糖尿病的关系说起。

古人在为疾病命名时有其固有的习惯。中医学命名疾病通常采取两种途径：首先，是以主症代替病名，如咳嗽、哮病、喘证、心悸、不寐、胃痛、腹痛、泄泻、胁痛等。其次，是以主要病因、病机代替病名，如"感冒"，是以感受外邪为病因的一类疾病，"胸痹"是胸阳痹阻所致的、以"胸满""心痛"等为主要临床表现的一类疾病。

值得注意的是，疾病即使以病因、病机命名，其名亦与其症状有密切联系，因为依据中医理论，疾病的病机本身就是依据症状来命名的。这是与西医的显著不同之处。西医亦会以发病机理命名疾病，如"慢性胃溃疡""急性支气管炎"等。但是，这种机理通常以病理学诊断为依据，而非以症状为依据。而与此不同的是，在中医学中，病机的命名恰恰是以症状为依据的。如中风，因其表现为皮肤不仁、四肢不用，依据中医理论，有风邪入中之特点，故以"中风"命名其病机，同时亦作为其病名。这种"症状—病机—病名"一体化的命名方式，是中医学的一大特点。

消渴相关的病证，亦遵从此类命名规律。"消"是从病机而言，因消而渴，称为消渴，因此，消渴这个病名既包含着病机，又包含着症状。《黄帝内经》在论述消渴病证时，还有"风消""消中""膈消""消瘅""上消"等多种称谓，甚至有单独称"消"者（"二阳结谓之消"）。可见，在描述这类疾病时，"消"是主体，而其他称谓则是建立在"消"病的基础上，故"消"才是消渴的重点。"消"在正常情况下指脾胃"消水谷"的机能，在病理状态下指该机能的异常亢进，由此产生的口渴，称为"消渴"。以"消"为本，以"渴"为标。"消"重病机，"渴"言症状。消而见渴，因消而渴，称为"消渴"，此乃以症状论"消"。消中者，因其病位在中，故称消中，此乃以病位论"消"。肺消、膈消亦是以病位论之。

而《黄帝内经》中使用最多的还是消瘅。瘅，《说文解字》中载："劳病也。"《尔雅》载："瘅，劳也。"由此可见，瘅是指身体消瘦无力之证。可见，"消瘅"一词仍是偏重症状而言的。事实上，患有消病的人，全身的消瘦是其最主要、最严重的症状。《黄帝内经》将"消瘅"一词作为指代消证的主要用词，可能有此原因。

在《伤寒杂病论》中，未见《黄帝内经》中其他指代消渴相关病证的病名，而唯独"消渴"一词作为症状被多次使用。《伤寒杂病论》中"消渴"一词共出现了九次。然而，《伤寒杂病论》中所述之"消渴"，与今天我们所说的消渴有何关系，尚存在一定的争议。仲景先师所说之"消渴"为渴，甚至出现多饮，然而此时的渴饮，可能伴随小便增多，也可能不伴随小便增多。五苓散条文云，"脉浮，小便不利，微热消渴者"（第71条），该症状显然是不伴随小便增多的；《金匮要略》中肾气丸条文云，"男子消渴，小便反多"。一个"反"字也暗示了小便增多的症状并非"消渴"的常态。这些都说明仲景所说的"消渴"，仅指症状，与后世所谓的多饮、多尿、多食的一类具有完整病理过程和特征的病证有明显区别。然而，与此同时，《金匮要略》在论述肺痿成因时，仲景云，"或从消渴，小便利数"，将"消渴"与其他伤津的病因并列，提示此时以"消渴"为主症的，是一类随饮随消、可导致重度伤津的疾病。

由此可见，仲景所说之"消渴"，既可以出现于后世所谓的消渴之中，亦可以出现于其他导致渴饮的疾病中。因此，不管是在《伤寒论》还是《金匮要略》中，"消渴"一词都是作为症状来使用的，而不是病名。

魏晋时期，大多沿用《黄帝内经》《伤寒杂病论》中"消渴""消中""消瘅"等病名，同时还使用"消利""渴利""内消"等说法。东晋陈延之《小品方》中专设"治渴利诸方"一篇，除主要沿用"消渴"一词外，还有"消利""渴利"及"内消"的说法，并认为"消渴"为"但渴不利"，"消利"为"不渴而小便自利"，"渴利"为"渴而兼利"。这是依据病证对消渴类型所作的划分，对后世产生了一定的影响，如隋代《诸病源候论》即采用此种说法。《诸病源候论》作为病因病机学专著，采取以病为纲的编排体例，其中专设"消渴病诸候"，并附八论。这是"消渴"从病名学的意义上开始指代此类疾病的标志。

《诸病源候论·消渴病诸候》云："夫消渴者，渴不止，小便多是也。"然而，除"消渴"外，该书仍采用《小品方》中之"消利""渴利""内消"等称谓，并对其病因与病机有所论述。《外台秘要》引《古今录验》："消渴病有三：一渴而饮水多，小便数，无脂似麸片甜者，皆是消渴病也；二吃食多，不甚渴，小便少，似有油而数者，此是消中病也；三渴饮水不能多，但腿肿脚先瘦小，阴痿弱，数小便者，此是肾消病也，特忌房劳。"指出消渴病证可依据其临床表现分为三类：以口渴多饮、小便增多、尿有甜味为主要表现者，称为"消渴"；以多饮、多尿不明显，而易饥多食为主要表现者，称为"消中"；以渴而饮水不多，兼见小便增多及肾气亏损为主要表现者，称为"肾消"。这种分类思想对后世的影响更大，是宋代及后世上、中、下"三消"分类的雏形。北宋时期，《太平圣惠方》设"三消论"一篇，并云："夫三消者，一名消渴，二名消中，三名消肾……一则饮水多而小便少者，消渴也。二则吃食多而饮水少，小便少而黄赤者，消中也。三则饮水随饮便下，小便味甘而白浊，腰腿消瘦者，消肾也。"明确提出"三消"，为后世上、中、下"三消"分类奠定了基础。然而，值得注意的是，此时的"三消"仍是以症状为主进行分类的。

刘完素在《素问病机气宜保命集》中云："消渴之疾，三焦受病也，有上消、中消、肾消。上消者，上焦受病，又谓之膈消病也。多饮水而少食，大便如常，或小便清利，知其燥在上焦也。治宜流湿润燥。中消者，胃也，渴而饮食多，小便黄。经曰：热能消谷。知热在中，法云，宜下之，至不欲饮食则愈。肾消者，病在下焦，初发为膏淋，下如膏油之状，至病成而面色黧黑，形瘦而耳焦，小便浊而有脂，治法宜养血，以整肃分其清浊而自愈也。"首次提出"上消""中消"之称，明确了以上焦、中焦、下焦三个病位进行分类的方法，也是后世以肺、胃、肾三部病位对消渴进行分类的开端。

朱丹溪在《丹溪心法》中云："上消者，肺也，多饮水而少食，大小便如常。中消者，胃也，多饮水而小便赤黄。下消者，肾也，小便浊淋如膏之状，面黑而瘦。"在疾病分类上，朱氏提出上消、中消、下消的三消分类法。在病位上，将三消与肺、胃、肾三脏联系起来，奠定了明清以后以脏腑论消渴之病位的基础。明代王肯堂所著《证治准绳》对"三消"的定义作了进一步规范，结合临床表现及病位，将消渴分为"上消""中消""下消"："渴而多饮为上消（经谓膈消），消谷善饥为中消（经谓消中），渴而便数有膏为下消（经谓肾消）。"这种对消渴的规范化分类，一直沿用至清代，对当代仍有一定的影响。

综上所述，"消渴"一词，最先见于《黄帝内经》。通过对《黄帝内经》中文字规律的探索可以发现，"消渴"一词的关键在于"消"字，指水谷代谢旺盛、亢进的一种状态，因消而渴，称为消渴。此外，《黄帝内经》中还出现了"消中""消瘅""肺消""膈消"等称谓，亦遵从此命名规律，有的命名偏重病位，有的偏重症状，均以"消"为基础。在随后的中医学发展中，"消渴"一词的意义不断扩大，渐渐成为以多饮、多食、多尿等为主要临床表现的一类疾病的代称，并沿用至今。

总结一下这个病名的发展过程，我们就可以发现，疾病的名称与古代医家对于该疾病的认识密切相关，古人对消渴的认识，在于对此病临床表现及病机认识的不断深化。

"三消"，以阴虚为本，上、中、下分别对应肺、脾胃、肾膀胱等脏腑，并伴随"三多一少"的标志性症状，这是近百年来对消渴的基本认识。尤其在对其认识的发展进程中，经现代医者的不断研究，消渴成为与糖尿病相对应的中医病名，我们现在的教科书也正是以此来立论进行辨治的。

但随着我们对糖尿病研究的不断深入，尤其是对 2 型糖尿病的了解日益增多，我们发现非典型的、甚至没有"三多一少"的肥胖型糖尿病患者越来越多，其"消"不明显，"渴"亦不明显，我们再用"三消"来统而言之，就未免太过牵强。事实也是如此，临床以"三消"来论治 2 型糖尿病，似乎并不理想，中医对于这类疾病的研究好像又滞后于西医了。其实，这也是我们在西医研究的基础上，以对应思维来研究中医疾病的弊端，一定要以消渴对应糖尿病，一定要将 2 型糖尿病在内的所有以血糖升高为标志的疾病及其并发症都归结于同一个中医疾病体系中，这本身就是有违中医辨证论治思维和整体观念的。那么，对 2 型糖尿病，我们又应以什么样的辨证论治思维来分析并治疗它呢？

当然，现在我们整个中医学中还没有形成类似"三消"那样统一的公认的理论体系，或许，离开特定的历史研究背景，可能也不会形成统一的思维，但中医学千年以来的经验告诉我们，回归经典，从经典中寻找，哪怕是最新出现的疾病都可以在经典中找到答案。中医的奥妙就存在于经典之中，尤其是在古代就出现的、使中医学到达巅峰的四大经典。求教先贤、回顾经典，是中医学特有的研究模式，这不是倒退，而是反者道之动，是螺旋式上升。同样，回到《伤寒论》，辨症状、辨体征、辨方证、辨六经，消渴从那里开始就有明确的治疗之法，我们可以学到更多。

第 25 章　太少厥三步曲，2 型糖尿病

> 消渴病有三：一渴而饮水多，小便数，无脂似麸片甜者，皆是消渴病也；二吃食多，不甚渴，小便少，似有油而数者，此是消中病也；三渴饮水不能多，但腿肿脚先瘦小，阴痿弱，数小便者，此是肾消病也，特忌房劳。
>
> ——《千金要方》

　　既然咱们要研究 2 型糖尿病，首先就要看看这个病证都有些什么样的症状、体征，这是辨证的基础。

　　神，早期患者神志正常，偶见烦躁、好动、精力旺盛者。大多数患者表现出轻度的神疲、精力不易集中的症状。这种症状会随着病程的延长而逐渐加重，病程后期，患者常神疲萎靡、情绪低落、精神不足，并出现心悸、气短、蜷卧、倦怠等症状。

　　形，早期患者体型多肥胖，常见腹大如鼓或皮下膏脂厚实。随着病程的延长，患者肌肉逐渐松弛，但肥胖不减，脂肪厚而松软，腹大而濡。后期病势重者，或可出现消瘦的情形。但即使在病程前期，患者也多表现出四肢末端不温或腹皮不温的症状。

　　纳，患者常胃纳欠佳。早期患者多食欲旺盛，好饮能食，喜冷，但食后多有胀、闷、满滞感。随着病程的延长，患者食欲渐退而腹胀加重，不

能食冷。后期会出现稍食即滞、无饥饿感、口干口渴且饮水较多的症状。

眠，此类疾病，患者均睡眠差或失眠多梦，或但欲寐而不能入睡，均有因睡眠不足而导致的醒后无力的症状。

便，患者常见大便多溏甚至腹泻下利的症状。早期部分患者会有便秘，但大多是大便初头硬或溏结不调、先硬后溏。小便亦清长，频多，后期夜尿增多，且尿多浊、黏、甜。

汗，患者均汗多，甚至动则出汗。早期患者会有热汗、但头汗、黄汗，随病程延长渐转为凉汗、头汗、黏汗。后期重症者多无汗，或仅见心胸汗、头汗，或仅手足有汗而四肢干燥。

舌，早期患者多为胖大舌，舌色淡暗，舌上有齿痕。随病程延长，舌象渐转为舌红少苔、裂纹舌或无苔舌。

脉，早期患者脉多浮大且外弦中空，后期脉象逐渐转为沉细或弦细。

腹，患者腹诊时多见腹满，皮温略低，无压痛。早期部分患者可有腹大满实、痞硬的症状，随病程延长逐渐发展为腹软而满，心下、胁下有痞或有支结。后期病情重者，腹皮薄而腹壁濡，心下脐周有压痛。

糖尿病患者在进行血糖检查时，常显示血糖、糖化血红蛋白升高。早期患者仅表现为糖耐量降低，随着病情和治疗情况的变化，患者血糖会呈现出进行性升高或平稳的状态。

这里，患者血糖的升高和糖耐量的降低，是糖尿病诊断的金指标，是核心。我们说，现代的医学研究和检查技术为疾病的诊断提供了更可靠的依据，拓展了中医的四诊资料，为辨病、辨证提供了更有力的证据。比如2 型糖尿病，如果没有对血糖的相关检查，我们对早期糖尿病患者就很难做出诊断。血糖的检查结果告诉我们这个患者的病情发展方向，以及最终他有可能发展为"三多一少"的消渴。这是时代和科技的进步，同样是中医学的进步。

但是，那个糖尿病诊断的金指标出现了，我们就一定要按照类似"三多一少"的消渴或西医的 2 型糖尿病的治疗方式去治疗患者吗？只要他们有着相同的血糖升高的症状，就一定要用相同的治疗方法和药物吗？通常，我们连续测三次患者血糖，若三次检验结果均高，就可以诊断为糖尿病，也就可以开始用药了，接下来，就是联合用药或使用胰岛素治疗。早发现、早诊断、早治疗，似乎很科学，也很符合逻辑，但这样做的前提是，我们能确定这类患者所患的疾病属于同一类型。

我想每个人都遇见过仅通过饮食、运动、中医调理就把病情控制得很好的所谓的糖尿病患者。他们没有用降糖药，没有注射胰岛素，但病情却控制得很好，这是为什么？这就是我们前面谈到的，早期的检查可以为医生提供更多的诊疗信息，但不应成为超前治疗或过度治疗的依据。不同的疾病发展阶段，应该有不同的治疗方式。不能因为患者这之后有可能发展为"三多一少"，我们就在"三多一少"尚未出现时，用上后续的治疗方法，这也是非其时而用其法，乱了节奏。当然，这只是我个人的想法，早诊、早治一点儿都没错，我们只是在探索如何更科学地实现早诊、早治。

这里，我们基本可以总结出 2 型糖尿病的一个典型的发病过程。患者初期大多没有明显不适，体形肥胖或微胖，饮食如常或易饥能食，但有腹胀、消化不良、便秘或便溏等脾胃功能轻度失调的症状，亦可伴随多汗、多尿、易疲劳的症状，且血糖检验结果显示糖耐量降低或血糖升高。随着病程发展到中期，患者的腹胀、神疲症状加重，肥胖程度加重或无变化，但肥胖状态逐渐从实胖（肌肉结实）转成虚胖（肌肉脂肪松弛），并伴随消化不良、便溏程度加重，甚至出现腹泻下利，睡眠不佳，夜尿也有所增加，血糖持续升高或保持在一个高位，或在药物作用下有所波动。病情再发展到后期，患者体重有所下降，严重者会出现消瘦、倦怠乏力、失眠、食欲不佳、食后腹胀甚至腹痛、便溏、腹泻下利、夜尿频多、口渴多饮、畏寒肢冷的症状，病情更甚者会出现皮肤干燥、视力下降甚至痈肿不愈的症状，血糖持续升高或需不断增加用药量以控制血糖。这一病程因患者的体质状态、血糖控制情况和自我调养情况而有急缓，少则两三年，就可能发展成为严重的糖尿病甚至伴随并发症。若患者病情控制得当，亦有可能数十年保持在疾病中期状态。

如此，我们若从伤寒六经角度出发，不难得出一个结论：2 型糖尿病虽然症状复杂多变，但病程发展正是循着三阴病证的发展规律变化的。初期，太阴阳虚，阳明偏盛，即胃强脾弱。太阴不足为本，阳明有热或虚热，因阳明是标，故患者表面上症状不显，无阳明实热的腹满不减、减不足言，也没有大便燥硬、热结旁流的症状，而是一种本虚标实的症状，如汗出、便秘、身胖、易饥等热象症状，更有食后腹胀，大便先硬后溏，尿多，易疲劳等脾虚在里的症状。到了中期，随着病情发展，患者阳气更弱，变成太阴少阴阳虚证。此时患者标实不显，却表现出一派虚寒之象。如虚胖畏寒、手足凉、动则汗出、便溏甚至下利、小便清长、夜尿频多、倦怠无力、失眠、食欲不佳、食后腹胀等症状。太阴少阴同病，导致整个机体机能下降，患者从形到神均会表现出不足、衰弱之象，血糖也会随着正气渐衰而进行性升高。这时，患者不得不加大用药量或联合用药。及至后期，患者虚寒更甚，转而出现厥阴证候，太阴厥阴同病。患者在腹胀、乏力、失眠的基础上出现了阴阳之气不能顺接的一系列症状，如消瘦而不能食、得食而烦躁、腹濡而胀满、失眠但欲寐、畏寒而多汗、小便浊而夜尿多、面红而手足凉等症状。到了严重阶段，患者可出现并发症，如失明、坏疽、皮肤干燥、中风等。

糖尿病的诊断标准是尿液和血液中含糖过多。糖味甘，属脾归土。脾为太阴中土，纳化水谷，灌溉四旁。太阴阳虚，纳化失权、固摄无力，则精微不能运化、布散，流渗津液而导致血糖、尿糖升高。所以，太阴阳虚是 2 型糖尿病最基本的病机，是发病的基础。在此基础上，因病程发展或患者体质不同，会出现相应的太阴阳明、太阴少阴与太阴厥阴的不同证候，并表现出不同的症状和体征。当然，这样的初、中、后三期的变化是糖尿病的典型发病过程，不同患者在不同环境下病程也会有所不同，如可能表现出情志抑郁、胸胁苦满的太阴少阳证的症状，或卫外无力、反复感冒的太阴太阳同病的症状，或土壅湿郁、痰瘀互结的血管、脏器的脂肪病变以及内脏肥胖等症状。同时，患者因体质不同，也会在疾病发展的各阶段出现寒化、热化的不同表现。

因此，我认为对 2 型糖尿病的治疗，在病程中后期，当患者出现明显的血糖升高且不可逆时，方可以降糖药和胰岛素治疗为主。前期不可拘泥于血糖，而应从中医整体辨证出发，寻找逆转病势的方法。就中医而言，2 型糖尿病不可一概以"三消"论之，也只有患者病程到了中后期，因阳虚而致阴虚、气阴两伤或阴阳错杂时，方可以"三消"论治。糖尿病，之所以曾一概以消渴论之，是限于时代科技的落后。1 型或 2 型糖尿病患者，待病程发展至后期或中后期时，以阴虚之证、三消论之自是不错，而在病程前期，应因病机不同，或是以脾约，或是以太阴阳虚，或是以胃热津伤等证候而随证治之。如果我们先入为主地认定 2 型糖尿病就是中医的消渴，认定凡血糖升高皆应以消渴论治，就是以单元思维代替辩证思维，以检验技术代替中医辨证论治了。

那么，为什么又说按摩适合糖尿病前期与后期的治疗呢？前期，太阴阳明同病，治疗须以和脾胃、运中焦为主，起健运脾阳、清散胃热、行气生津之效。这是和法擅长之处，按摩就是一种和法，当然可以发挥所长。至后期，太阴厥阴同病，阴阳不相顺接，患者病情出现寒热、表里、上下、虚实的两极分化趋势，此时要用补虚、通利、和解之法，按摩的和效应同样可以发挥作用。但在本病的后期，按摩已无法替代降糖药物的治疗，所以只能作为一个辅助疗法，不能单独应用了。当然，对于太阴少阳同病所致的抑郁、太阴太阳同病所致的营卫不和，按摩同样可以起到很好的疗效。糖尿病是一个极复杂的疾病，我想任何一个中医治疗方法，无论内治、外治，都有所长，也都有不足，故应发挥各自特点，进行综合治疗。如今，以中草药为核心的综合治疗在临床中已取得了较好的疗效，采用中西互参之法来治疗糖尿病，就距离我们攻克这一难题的日子不远了。

如此，我们就可以回答前面的问题了。少府穴与调经点有着相同的取穴思路和治疗原理，按摩是一种调枢机、致中和的疗法。少阴与少阳是阴阳之枢，若用和法治疗，就要从这两条经脉出发。而少府穴属手少阴心经，却与手少阳三焦经在第四、五掌骨间相对应，手心与手背间，又有着那么一个阴阳相交的点，也就是上面说过的"寅"。阴阳枢机调和，顺接自然，就为人的健康打下了基础。调经，重在调肝胆疏泄与肾、胞宫之气血溢蓄的功能，故而取足少阴肾经与足少阳胆经的交结点，进行治疗。而对于 2 型糖尿病，应以通调三焦水道、升津达原、固护心肾元阳为各阶段之要则，故而取手少阴心经与手少阳三焦经的交结点进行治疗。当然，少府穴虽是必取之穴，但绝非特效穴，更不是唯一之穴，我们至今尚未找到治疗 2 型糖尿病的特效之法。但少府穴作为一个治疗要穴，各医家都不约而同地选择了此穴进行治疗，足见其重要性。

柳女士，53 岁，刚刚退休，身体一直很好，整日跳舞、唱歌、聚会，快乐满满。可是两个月前，年度体检时，她发现血糖高了，单位安排她复查了一次，血糖还是高，于是医生让她控制饮食、多运动。一个月后再查时，血糖更高了。她上网一查糖尿病的并发症、危害，就郁闷了。用她的说法，好日子刚开始，真正无忧无虑的时候，老年病却上身了。她有点不甘心现在就开始吃降糖药，就来找我了。我看了她这两个多月连续七八次检验的血糖值，果然都超标了，尤其餐后血糖均在 13mmol/L 以上，有两次还超过了 16mmol/L。我问她有什么其他症状，她说也没觉得有太多不舒服之处，就是汗多，爱烦躁，也容易饿，对甜食、肉食越不让吃越想吃。腹诊时，发现她心下满，皮温略高，大腹满，皮下脂肪多而较松软，胸胁苦满，全腹无明显压痛，脉弦数。问她的二便及睡眠情况，均无明显异常。这是一个早期的糖尿病患者，或者说，如果没有体验单，我们就无法单凭她的症状与体征做出这样的诊断。幸亏有了科学的检验技术，我们才知道了她所患之病证。从她好动、能食和各项体征来看，应为太阴阳虚、阳明有热之证，因为她多少有些焦虑或郁闷的症状，故亦有一些少阳气郁之证。但她的病程不超过一年，病势和缓，正好适用按摩治疗。经过两个月大约 20 多次的治疗后，柳女士的血糖降了下来，先是餐后血糖恢复正常，然后是空腹血糖恢复正常，她保持得很好，每周至少进行两次血糖快速检验。血糖正常后，我要求她坚持每月 2 ～ 3 次的按摩治疗，中间她因节假日、外出旅游和照顾孩子等原因，也有过一两个月的间断，但血糖值一直保持得很好，如今已有四五年了，没有复发。

我们所用的治疗手法其实很简单，即进行心下、大腹、胁肋的按摩，加循经取穴，如揉全腹、提拿腹肌、提拿肋弓、摩心下、推三脘、点振肋缘，按揉小腹等。由于患者较肥胖，故对其腹部皮下脂肪也运用了捏捻、抓拧的手法。取穴主要是脾俞配少府、三里配公孙。

　　这里有两点要注意，一是少府穴的点按，一定要透穴入里，力达手背。可以边点按、推理，边让患者小幅度地做五指屈伸的外展运动，这样既有利于力的渗透，又可以形成张弛有度的交替节律，穴位刺激效果更佳。二是从西医角度出发，人体的肌肉、脂肪和肝脏及肠系膜上有丰富的胰岛素靶点。对胰岛素敏感性的降低是造成胰岛素抵抗和糖尿病的原因之一，而我们按摩时对下肢脾经、胃经的拿揉、推叩，对背部太阳经，尤其是腰臀的擦揉及对心下大腹的按揉、振颤，都有着激活靶点的作用，可提高敏感性，从而阻断胰岛素抵抗。当然，此机制还在研究中。

　　这些年有不少类似柳女士这样的 2 型糖尿病患者来进行早期治疗，且大多取得了较满意的治疗效果。另外，我也发现，似乎来诊的患者以中年女性居多，这或许与更年期生理机能的变化有关，不但会有血糖升高，血脂、血压也会有紊乱的现象，这时若症状未严重到影响工作、生活，可以用按摩或中药进行调理。很多患者这样的症状与多汗、失眠、烦躁一样，是一过性的，但若急于用降糖药去刺激胰岛素分泌或是抑制糖的吸收，都会破坏自身调节能力，久而久之，人体丧失自然调节能力，完全依赖药物，就失去了自我康复的机会，也会增加后期用药后的低血糖反应和并发症的发生概率。

　　还有一位患者，老申，给我留下了很深的印象。她来诊时 72 岁了，糖尿病史 33 年，一直用药维持，60 来岁时开始使用胰岛素。但即使她自己觉得控制得还行，7 年前还是引发了糖尿病肾病。她最初采用了灌肠排毒的方法试图治疗，两年前不得不进行透析治疗。她求诊不是为了治疗肾病与糖尿病，而是为了治疗脱肛与子宫下垂。她已经 70 多岁，我本以为她的子宫会萎缩得很小了，但子宫下垂的症状这几年却越来越重。同时，她还有真寒假热的表现，如多汗，穿衣很多，体表热却特别怕风，这都是病情严重的表现。此时，患者为太阴少阴厥阴同病，太阴阳虚已极，致中气下陷，发为脱肛、阴脱，因厥阴不利，转为外热内寒，又因阳虚水泛而发为水肿。她坚持了10次左右的治疗，真寒假热的多汗、畏寒症状有所改善，但脱肛、子宫下垂仍时时发生，加之每周要进行透析，她很快就对按摩治疗失去了信心，便停止了治疗。我个人也觉得，病情到了这个程度，平和的按摩之法已很难起到扭转病势的作用了。但最初，我对缓解她的脏器下垂还是有一定信心的，但并没有很快起效，能力不及，我也很遗憾。不过这个病例加深了我对2型糖尿病发展过程的认识。

太阴病或太阴少阴同病的2型糖尿病，大多数来诊患者的病程已有三五年及以上，也开始降糖药的治疗了。这时，按摩可以作为辅助疗法参与治疗。病程早期的按摩，可以在提高患者自身调节能力、控制病情发展和适当减少用药方面发挥作用，但目前，单纯运用按摩取代药物治疗糖尿病，还是很难的，这样的临床试验从安全性考虑也是不能开展的。虽然我也曾有患者在按摩治疗后减少了用药量，但这没有普遍性，类似的报道也可零星看到，但缺乏足够的样本数量，也不具备可复制性。我想，按摩与中草药配合，作为中医综合治疗的一部分，应该是今后发展的方向。至少，内服中药的疗效在这一阶段是远胜于按摩的，无论是对1型还是2型糖尿病的治疗，我们还有很长的探索之路要走，不过，不怕路远，方向选对很重要。

第 26 章　调和营卫治百病

发汗后，身疼痛，脉沉迟者，桂枝加芍药生姜各一两人参三两新加汤主之。（第 62 条）

——《伤寒论》

营卫理论是如何指导脏腑按摩的实践呢？我们一直在说，按摩基于中医理论，却更注重结构与解剖。尽管先贤们无法如现代一样进行解剖学研究和生理病理分析，但基于对生命指向和生命特征的研究，中医学形成了以形体为主视角的"形体—脏腑—经络"的整体观，并以此指导辨证与治疗。因此，按摩学对于营卫理论有着自己独特的认知和运用方式。

营卫之气一内一外、一阴一阳广布周身，它们运行的物质基础是经脉和腠理，即营行脉中、卫行脉外。营行脉中容易理解，营阴在内为血，在外为汗，随经脉之内外循行而分布内外。而对于卫气，有时会有一些误解，认为卫气就是行于体表，起到防御作用。因为卫气是行于腠理，起温分肉，司开合之功的。其实腠理并非特指皮肤和体表，吴又可说，腠是三焦元通汇充之所，理是皮肤脏腑之纹理。可见，腠理也包括体内的脏腑筋膜，而分肉更有着内在脏腑、经脉之分间隔隙的含义，并非单指肌肉。所以，营卫是广布于周身内外的，其功能也是涉及全部经脉脏腑的。从形体角度而言，营卫依托经脉运行于脏腑、肌肉、皮肤、筋膜之间，或者说，营卫就是运行于全部组织间隙之间的一组气。

因此，临床上，调和营卫之法绝不仅仅适用于太阳中风那样的发热、恶风、汗出的外感病，而是广泛适用于肢体疼痛、失眠、皮肤瘙痒等各类疾病。有一个营卫不和身痛的病例，就很典型。姚女士，56 岁，长期居住在国外，爱好舞蹈。大约四五个月前不慎扭伤了右膝关节，她用了一些外用药物，并遵循了咱们中国人"伤筋动骨一百天"的古训，三个月没有运动，甚至在养伤初期坐了一段时间轮椅。其实，当时只是软组织损伤，没有骨折、半月板损伤或严重的韧带撕裂，她似乎有点儿小题大做了。三个月后，她膝关节的肿痛都消失了，行走也没有大碍，但总是觉得别扭，一会儿膝关节痛，一会儿腰痛，一会儿又颈肩痛，连左膝与踝关节也有不适感。多方检查都没有定论，于是她回国治疗。她来时，带了一大堆片子和病历，医生给她下了不少诊断，包括颈椎病、膝骨关节病、腰椎间盘突出症、抑郁症和更年期综合征等，简直全了。她自述病情时说，她现在最认可的诊断是运动医学说的体态失衡。她说，某医生认为，正是长时间的久坐加上原有的膝痛造成的跛行，使她在运动姿态上出现了左右不平衡。这种失衡随着关节的相互耦合关系，影响到周边的髋、踝关节和作为人体中轴的脊柱，从而出现了周身不适。这听起来很有道理，姚女士也恍然大悟，但一个多月的运动康复治疗并没有缓解她的不适，偶尔还会加重病情，令她失望。于是，她想试试中医按摩。

其实，姚女士这个病，简而言之就是身痛。在《伤寒论》中关于身痛的论述主要集中在三个方面：一是由外感风寒、寒邪束表导致的身疼痛、四肢痛并伴有恶寒发热等症状。二是由营卫不和导致的身痛。营卫不和，肌肉皮肤失养，不通则痛、不荣则痛，常伴有汗出、恶风等症。三是因少阴病阴寒内盛，寒性主痛，寒滞经脉而出现的疼痛。通过对比，我们很容易就发现，姚女士的病，痛势不剧，游走而以身痛为主，并伴有汗出恶风等症。而且，我们已能排除由筋骨损伤造成的疼痛。因为姚女士的膝关节已基本无大碍，行走自如，症状多集中于周身而不是右膝。当然，运动医学的诊断也符合科学道理，在力学的相互作用下，某一关节的损伤的确会影响到脊柱乃至全身关节，但这个过程会很长，且多在剧烈运动或损伤后出现。像姚女士这种情况，一般不会造成严重力学失衡，进而出现周身疼痛。我们的肌肉、关节与韧带有着较强的自我调节能力，某一关节或肌肉的损伤，会被其他组织缓冲和吸收，我们只需适当运动和调整姿态，就可以很好地预防这种形体疾病。当然，现代人长时间以坐姿进行工作，由力学失衡导致的运动系统疾病越来越多了，这需要重视，但是姚女士的问题应该与此无关。

《伤寒论》载："发汗后，身疼痛，脉沉迟者，桂枝加芍药生姜各一两人参三两新加汤主之。"（第 62 条）再看"脉浮紧者，法当身疼痛，宜以汗解之。假令尺中迟者，不可发汗。何以知然？以荣气不足，血少故也。"（第 50 条）可见，这里的脉迟，就是指营血不足，而这里的身痛，就是指营卫不和后，营血不能濡养，卫气偏盛而致汗出，肌肤失养，不通与不荣俱存而出现的身体疼痛。就姚女士所言，她 3 个月来几乎没有进行系统的运动，膝痛缓解后又四处求医，身心疲惫，但她的体质原本还是很好的，因此，她的这种身痛，主要是营卫不和、不通不和而痛。营卫之气的流转布散缓慢而郁滞，故而身痛却不剧，痛无定处。

辨证之后，我们不再采用姚女士习惯的运动关节、脊柱整复和肌肉牵拉治疗，而是给她进行了腹部按摩和背部按摩治疗。腹部按摩以全腹按揉，振颤脐中，提拿腹肌，点按中脘、天枢、气海等穴为主。手法上力图增强脏腑间的相互摩擦，扩大脏腑组织的间隙，因而动作范围较大，但不必过度挤压。这样，一则促进营卫之气运转，二则增强生化之源。背部按摩则以皮肤、皮下组织为主，包括推足太阳经、捏背肌、大面积按揉等手法，意在通利皮下腠理分肉。因此，手法上也不必拘泥于单穴，而以扩大组织间隙、松解皮肉筋膜为主，施力需广泛，力道不必大。当然，在治疗的同时，我们也鼓励患者适当进行运动，比如建议姚女士把她喜爱的舞蹈重新练起来。很快，患者的汗出、身痛等症状就缓解了。

这个例子就是抓住营卫之气在人体中的循行部位而施治。这位姚女士因营卫不和，不通不和而痛。临床中还有另一位姚女士，是产后身痛，其疼痛的机理类似，却更偏向于不荣则痛，是营卫之气不足，不能很好地布散于周身，同时她又缺少必要的活动，使营卫之气郁闭不展，肌肤失养而出现疼痛。姚女士产后一月即来诊，当时她以腰髋部疼痛为主，诊断为耻骨联合分离症，经复位手法施治和产后自行恢复，初期严重的腰痛、不能行走等症状有了明显好转。她产后 2 个月就可以自如行走，虽偶有腰痛和无力感，但可以耐受，这时她的耻骨联合分离症已经治愈。但她仍主诉全身疼痛，时轻时重，疼痛部位也由腰髋痛转为全身痛，疼痛在腰背、颈、肩、腿等部位都会出现。疼痛的性质也由耻骨联合分离症的剧痛变成了酸痛、隐痛。她本身是一位大龄产妇，体质不强。参照上述新加汤条文，这是一个典型的营阴不足、卫气郁闭、肌肤失养的证候。因产后伤气动血，营阴受伤而化源不足，加之耻骨联合分离症造成的运动不足，使卫气郁闭不宣，营卫不能按照其固有的规律运转循行，不足加上不和，使她身痛不已。

对她的治疗更偏重于腹部按摩，以增强脾胃、激发营卫为主。治疗区集中于脐周大腹、心下等部位，施以振颤、揉腹及点按关元穴等手法。背部手法也与上个病例类似，但力度和时间均应减少，毕竟强刺激的手法也会消耗正气。同时，增加了温肾益气的手法，如擦命门、点肾俞、擦腰骶等，很快患者就恢复了健康。

这两个例子也说明，在和法的治疗中，对于患者体质的虚实或病情的虚实强弱，要详加辨证分析，手法上不可笼统取之。

我们再看《伤寒论》中的这一条，"太阳病，得之八九日，如疟状，发热恶寒，热多寒少，其人不呕，清便欲自可，一日二三度发。脉微缓者，为欲愈也；脉微而恶寒者，此阴阳俱虚，不可更发汗、更下、更吐也；面色反有热色者，未欲解也，以其不能得小汗出，身必痒，宜桂枝麻黄各半汤"（第 23 条）。这一条信息量很大，我们只关注结尾处那个"身必痒"。《伤寒论》对于症状的遣词非常讲究，就如这寒邪在表，重者为痛，轻者为痒。寒邪不重，是为小邪，小邪郁于肌表，使阳气不展，气血微滞，与缠绵不去的邪气相结，故而出现了痒的症状。临床上并非只有太阳表证、感受外邪才会有这样的症状，各种原因导致的营卫不和，营阴不足，卫阳不展，皮肤肌肉之间出现了因营卫失畅所致的郁阻，如同外感之小邪，就会出现皮肤瘙痒的症状。这样的痒不同于现代所说的皮肤过敏或痛疮湿疹，皮肤多无病变或仅稍微干燥，但瘙痒明显。

　　患者何老师，来诊时主诉并不是下肢瘙痒，而是脾胃不和，症见食后腹胀、失眠。我触诊他的腹部，心下满而小腹平软，胁下有痞，且右侧轻压痛。经询问得知，他有慢性胆囊炎病史五年，常自觉手热足凉、皮肤干燥，但头面多油腻，睡眠亦差。我初步判断他是个上热下寒的证候。但当他说自己有皮肤干燥的症状时，再结合他睡眠不佳的症状，我想他除了上热下寒，必然也会有营卫失和之证，再细问之，他果然有背部常热而无汗、下肢皮肤瘙痒的症状。他说自己观察和到医院检查，都没有发现皮肤有病变，但下肢瘙痒有时很重。

　　何老师这个问题，就是他长期伏案，用脑过度，上热下寒，气机不畅所致。由于气机上下失衡，营卫之气的循行也受到影响，最明显的，就是营卫之气在皮肤腠理之间出现了郁滞，而这种郁滞在下肢则更多表现为类似小邪的流连。这样的小邪，其性质同样是属寒的，但较轻，没有形成气滞血瘀的疼痛，却出现了皮肤的干、痒症状。同时，只要营卫之气流转不利，必有排汗异常和睡眠不佳的症状。因此，对何老师的治疗，除了和中健脾外，引气下行、和解营卫也是要点。除上述在背部、腹部施以手法外，我们还增加了下肢的推揉和腓肠肌的拿揉之法，一则开腠理，二则引热下行。对他的腹部按摩治疗则以心下区为主，使中焦气机的通畅，是营卫调和的关键。在他的背部施以的抓提、捏捻和按揉之手法则可以刺激量大些，以局部微微出汗为佳。总之，按摩要以患者背部微汗、心下平软温热、下肢松软、足部温热为宜。同时，我也要求何老师多运动。这样治疗5次后，他下肢的瘙痒就明显缓解了，至于脾胃和胆囊的问题，不是那么快就能够解决的。

　　营卫之气生于先天而充养于后天，其本在脾胃，同时也在脾胃的升清输布过程中循经布散，因此，营卫之气充足与否，主要取决于脾胃功能。

一般而言，我们可能更注重营卫之气的相互协调、运转和节律，但从广义的营卫观来考虑，营卫失和也有可能是营卫之气不足所致，量的缺少必然会引起功能上的失衡或衰弱。因此，从中焦脾胃入手，健中益气，使营卫有源，其固有的节律与循行也会和谐。

《伤寒论》曰："伤寒脉浮，自汗出，小便数，心烦，微恶寒，脚挛急，反与桂枝欲攻其表，此误也。得之便厥，咽中干，烦躁，吐逆者，作甘草干姜汤与之，以复其阳；若厥愈足温者，更作芍药甘草汤与之，其脚即伸；若胃气不和，谵语者，少与调胃承气汤；若重发汗，复加烧针者，四逆汤主之。"（第29条）这条是叙述外感夹虚，造成营卫俱虚，阴阳失据，出现了自汗、心烦、脚挛急、小便数等症状。虽有营卫不和之证，但切不可再用桂枝汤发汗解表，若再发汗，则会出现各种变证，应随证治之。这里的脚挛急，便是卫阳不固、营阴不足使筋脉失荣所致。脚，《说文解字》解为"胫也"。也就是说，脚挛急就是胫部的肌肉挛急，即我们现在所说的腓肠肌痉挛。当然，我们常见的脚挛急之症，是寒凝足胫、阳闭不舒所致，如夜间受凉或涉水等，亦有运动过度，使肌筋血瘀所致。我们同样要随证治之。

老王就是一位由营卫俱伤、营阴不足、卫阳无力以致脚挛急的患者。她那时67岁，做家务不慎扭伤了腰肌，故来就诊。治疗后，她的腰痛明显缓解，但出现了腓肠肌痉挛的问题，常常无明显诱因就发作，昼夜皆有，而夜间为多，每次都要扳着脚拉好一会儿或直接站一阵子才能缓解。她问我，这是不是腰痛造成的，我一检查，她的腰病基本上好了，应该没有直接关系。查她的脉象，沉细而弱，腹诊时，她的大腹满而心下、小腹皆濡软，身体呈虚弱状态。她也称因腰痛失眠数日，好转后又因缺少运动，没有食欲，故饮食不多。再问，她在治疗腰痛期间还服用了一些解热镇痛药，并输液5日。看来，正如《伤寒论》第29条所言，老王本已年老体弱，又因疼痛、失眠，在治疗中服用寒凉药物，致阴阳俱伤，营卫之气不足，难以达表，更无力荣养下肢肌筋，因而出现了脚挛急的症状。这时对腰部和腓肠肌进行按摩已无太大作用，应从补益营卫入手。所以，我对她的治疗不同于伤科的背部、下肢按摩，而是以腹部按摩为主，揉腹、拿腹肌、振颤脐中、推运三脘，并在背部皮肉之间施以促进营卫运行之手法，即大面积按揉和提拿背部皮肉，果然取得了良好的效果。3 次治疗后，她脚挛急的症状就基本消失了。其实，营卫的营养固护功能是很强大的，也是很敏感的，只有在极度损伤和不足时才会出现类似脚挛急这样的急痛症状，只要我们稍微调理一下患者的脾胃，增强运化功能，补益营卫，营卫之气就能迅速发挥作用，脚挛急这样的急症也就消失了。

这里要说明的是，对于运动过度或偶尔感受寒凉导致的脚挛急，即时处理就可以了，营卫功能会及时补充调整的。但若出现不明原因的反复痉挛，甚至其他部位也出现抽筋现象，则需要到医院检查，一些中枢系统疾病如脑卒中，前期有可能也会出现这样的症状，这是一个警报，一定要重视。

另外，在桂枝汤的应用中，用药后的护理也为诸医家所津津乐道。即桂枝汤条文后的这一段，"右五味，㕮咀三味，以水七升，微火煮取三升，去滓，适寒温，服一升。服已须臾，啜热稀粥一升余，以助药力。温覆令一时许，遍身漐漐微似有汗者益佳，不可令如水流漓，病必不除。若一服汗出病差，停后服，不必尽剂。若不汗，更服依前法。又不汗，后服小促其间。半日许，令三服尽。若病重者，一日一夜服，周时观之，服一剂尽，病证犹在者，更作服。若汗不出，乃服至二、三剂。禁生冷、粘滑、肉面、五辛、酒酪、臭恶等物"（第 12 条）。这里的核心，就是服药后需要适当的护理，如喝热粥以助药力，盖被以保暖、助汗出，但既要汗出周身，又不可出汗太过，如水流漓就过了，就会伤正了。其实这一点，在很多以外感为病因的疾病的按摩治疗中十分重要，也是临床治疗的一部分。

小田是一个小伙子，那天是他家人带着他来就诊的。当时正值盛夏，他因贪凉太过，整日整夜吹空调，结果落枕了。他来时颈部几乎无法转动，行走、起立都会牵动颈部而感到疼痛。触诊之下，他的颈、背、肩甚至头皮都是冰凉的，如摸冰块。小田的头偏向右侧，这是一个很别扭的强迫体位，他几乎无法卧位，坐下时也小心翼翼，他颈部的活动度很低，在强迫体位下基本上只能做五到十度的小范围运动。

这个病就是落枕，病因单一，但病势急重，病机是寒邪束表，血凝气滞，肌筋痉挛，不通则痛，这是典型的外感寒邪之证。但外感并未内袭肺系，故没有发热、咳喘、流涕等症状，虽有畏寒表现，亦是因为疼痛，而非兼有发热的太阳伤寒证。因此，这个证候还是以寒邪束表、营卫失和、肌筋挛急为主要症状的软组织损伤。这是按摩最为擅长医治的病种，通过手法松解患者局部紧张的肌肉筋膜，改善血运即可达到解痉和营、宣通卫气的作用，一旦营卫通畅，疼痛和活动受限的症状也就缓解了。但在治疗中，我们还需注意一点，单纯的松肌解痉，可以即时起到增加活动度、减轻疼痛的作用，但是还要治疗 2 ~ 3 次，恢复 1 周左右，患者才能完全治愈。而如果我们参考《伤寒论》，发汗以和营卫的角度来思考，解痉可治标，和营可治本，治疗效果就更好了。

"遍身漐漐微似有汗者益佳，不可令如水流漓，病必不除"，这是汗法的要求。这个要求很重要，首先，这个汗出要遍周身，不能鼻子尖见到一点汗，就认为可以了，然后就把被子一掀，那样达不到汗出热退的效果。也不能在心口窝见到一点汗就认为出汗了，而要遍身汗出。什么叫遍身？"辨可发汗病脉证并治第十六"是《伤寒论》的后八篇中的一篇，其中有这样一句话，"凡发汗，欲令手足俱周"。凡是用发汗的方法，要使手脚都见到汗。"欲令手足俱周"也就是对《伤寒论》第 12 条桂枝汤条文后的那个"遍身"的注释，什么叫"遍身"？"遍身"就是手脚都有汗，才叫汗出遍周身。这是发汗的第一个要求。发汗的第二个要求是：出小汗、出微汗，而不能大汗淋漓。"漐漐微似有汗者"就是指出小汗、出微汗。第三个要求是出汗要持续一段时间，"温覆令一时许"，即 2 个小时的样子。做到这三条，才能达到汗出热退、脉静身凉的效果。这就是发汗在护理上的要求。"不可令如水流漓"，流漓，写成淋漓也可以。不可以让患者出汗太多，像流水般出大汗。为什么？因为中医治病是靠正气来发挥作用的。发汗药也是靠鼓动正气来发挥作用的。汗出太多，或者伤阴，或者损阳，损伤了正气就不可能祛除邪气，所以仲景先师一再强调发汗"不可令如水流漓，病必不除"。

对于小田的治疗，我先用传统的解痉松肌手法，来放松他紧张痉挛的局部软组织。治疗后，他的颈部局部发热，皮温有所升高，活动受限和疼痛的症状也大有缓解。然后，我再次运用了背肩部的捏捻法，搓擦大椎法和振奋卫气的拿肩井法，这时刺激量稍大些，加之小田本身的气血运行就不畅通，所以痛感较强，但也起到了发汗的作用。汗一出来，小田立即感到全身松快，头颈的活动范围也比仅用松筋法大了很多。其实这第二步的治疗才是治本，虽然没有再在疼痛的部位操作，但所起的疗效却更为显著。我摸了摸他的额头，皮温上来了，微潮，双手手心也有了一些汗，我问他，脚下发热了吗？出汗了吗？他说，王大夫，刚才那几下真挺疼，却真管用，现在脚底下也热乎乎的，我这下子全好了。我一看，果然是汗出手足俱周。本来他预约第二天复诊，后来，他来电话说他全好了，不用再来了。

这就是将营卫理论和《伤寒论》中的护理思维运用于伤科病的治疗中，这是中医治病求本、治病先辨证优势的体现。

说到这里，还有一个颈椎病的病例值得讲一下。患者小方，不过三十一二岁，却是我们这里的老病号，隔三岔五就会来治她的颈椎病。她常伏案工作，颈椎病病情似乎很严重，总是感觉颈肩痛，偶有头晕，严重时颈部活动受限。她的病情反反复复，略好些时，她就自己注意调理，严重时，她就到医院治疗一段时间。治疗虽有效，但也仅能缓解症状，始终达不到理想的疗效。其实，她平时爱好运动，经常登山、游泳、做瑜伽，也接受过运动疗法，但不大见效。用她自己的话说，挺冤的，她的同事从不运动，也不上医院，怎么他们的颈椎病都没她这么重呀。

她来找我治疗时，我对她的情况已有一定的了解，于是我问她，平时还有什么不舒服吗？她想了想说，就是脖子、肩背酸痛，紧绷得厉害，感觉舒展不开，偶尔头晕，昏昏沉沉的，平时怕风怕冷。公司里男同事开空调风大或太凉，她就受不了。她还说，她爱出汗，该不会是早更了吧。我笑了，说你这么年轻，月经正常，怎么会是早更，别自己乱想。

　　我想，她的主症无疑就是项背强几几了（一作"几几"）。再加上畏风、汗出，营卫不和之象也很明显。应是一个太阳经气不利、营卫失和的证候。风邪在经，太阳经气不利，临床表现为项背强几几、反汗出、恶风、头项强痛。头疼、项强，一直连及后背，使后背拘紧。照理说，这样的症状，即使病程略长，以常规手法治疗应该是很有效的，为什么小方的病会缠绵不愈呢？我触诊她的颈肩时，发现她虽然是年轻女性，但肌肉僵硬的程度很高，指下肌肉轮廓清晰，并且有板状的感觉，失去了正常的弹性，甚至在她的颈肩部触到了类似肩周炎粘连期的那种板结感。她颈肩部皮肤略粗糙，背部的菱形肌、竖脊肌等也有类似的感觉。脉诊时，她的脉果然细而弦。我明白了，她之所以久治不愈，是因为我们在前期的治疗中过度关注局部肌肉、筋膜、韧带的松解，忽视了她个人的现有证候，或者说基本的病机所在。她所患的是一个典型的卫强营弱、营血不足、阴津缺乏之证，津液营血不能随卫气外布，不荣则痛，而这种失养更加剧了肌肉、筋膜的僵硬痉挛。如果不养营升津，仅解痉松肌、振奋卫阳是不够的。

　　因此，我改变了对小方的治疗手法，以健运脾胃、养阴生津的腹部按摩手法为主，辅以局部松解。治疗的重点在于揉腹，振颤关元，点按阑门、腹结、血海、足三里、三阴交、太溪等穴，并适当搓擦腰骶、捏捻背部，治疗中做到"微似汗"为佳。

　　这样的治疗持续了 10 次左右，小方的各种症状都有了明显缓解，就回去好好上班了，而且半年多没有再来复诊。后来她再来，说这次的治疗很到位，中间没有复发。这就是我老师王老所说的，只要思路对了，就可以一步一层楼。

第 27 章　治感冒，不可不顾内伤

太阳中风，下利，呕逆，表解者，乃可攻之。其人𣲙𣲙汗出，发作有时，头痛，心下痞硬满，引胁下痛，干呕短气，汗出不恶寒者，此表解里未和也。十枣汤主之。（第 152 条）

——《伤寒论》

《伤寒论》非独言伤寒，而为百病法。虽然其中太阳病所占篇幅最多，但仲景先师凡论外感，必言传变、变证、坏证、逆证或失治、误治，总是将外感与病患之体质或原有内伤病作为论治要点，这正是后世所说的，外因总是通过内因起作用。

现在我们常把一些感受外邪，如感受风、寒、暑、湿而致的肺卫功能失调的疾病统称为感冒。感冒之病名始出自北宋《仁斋直指方·诸风》，感冒是感受触冒风邪所导致的临床常见的外感疾病，主症为鼻塞、流涕、喷嚏、咳嗽、头痛、恶寒发热、全身不适等。感冒发病速，传变快，特别是素有内伤杂病之人，如素体亏虚或实邪内伏等患者，若患感冒，得不到正确且及时的治疗，其表邪便极易与宿疾相结，内外合邪更加难解，可使宿疾加重，甚至有生命危险。近年出现的各类流感，如冬季感冒、甲流、手足口病等，均属于广义的感冒范畴。这些疾病多会与病患的基础病或内在虚弱之体质相结合，形成复杂的证候。因为易感人群、传播方式和转归不同，对感冒的治疗，不可仅以外感论治，而要结合患者具体情况详加辨证，进行个性化治疗。可以说，中医对感冒的治疗都是以内伤为基础的。所谓内伤基础上的感冒，是指患者素体阴、阳、气、血某方面或几方面亏虚，或者兼夹痰饮、瘀血、宿食、郁热等病理实邪，而又外感卒疾之证。外感之新邪往往可引动宿疾，宿疾又影响着外感的发生、转归及预后，由此形成内外交结的复杂状况。故临床治疗时，要兼顾攻补、虚实、先后、寒热等多方面因素。

为此，仲景先师确定了治疗外感的几大原则。第一条原则是，先治外感病，后治内伤杂病，是最基本的治疗原则，《金匮要略·脏腑经络先后病脉证》已提出这一原则："夫病痼疾加以卒病，当先治其卒病，后乃治其痼疾也。"因为卒病易解，痼疾难除，为防新病旧疾纠缠难愈，需及早切断外邪内传之势。内伤杂病一时难以祛除又不甚急时，当先解表、再议里。外感病与内伤杂病相互影响不甚时，解表之药对里证亦不会造成很大影响，为防止内外合邪，纠缠难解，此时应先解表，再议内之杂病。卒病根浅易除，迟则传变，使病情更为复杂，故应速治之。只留难攻难克之痼疾，缓缓攻克即可，这也是治疗杂病的一个原则，不使新病、旧病同时为患。

《伤寒论》曰："太阳中风，下利，呕逆，表解者，乃可攻之。其人漐漐汗出，发作有时，头痛，心下痞硬满，引胁下痛，干呕短气，汗出不恶寒者，此表解里未和也。十枣汤主之。"（第 152 条）本条中水饮里证用急攻之法难以治好，并且外感病与内伤杂病相互影响不甚，应先解表，后攻里。又如表证兼蓄血的轻证，未至发狂时，仲景亦是先解表证，再议内之蓄血证。如《伤寒论》曰："太阳病不解，热结膀胱，其人如狂，血自下，下者愈。其外不解者，尚未可攻，当先解其外；外解已，但少腹急结者，乃可攻之，宜桃核承气汤。"（第 106 条）临床上这种情况常见，很多慢性疾病（如强直性脊柱炎）患者患感冒时，其慢性疾病短时间内难以治愈，而且病程呈现出慢性、缓进性的特点。在感冒的初级阶段，当先驱除外邪，截断传变，防止内外合邪。

　　同时，治外感也有利于治疗内伤杂病。由于外邪郁闭表气，导致里气不宣，因而外感新邪可诱发原有的内伤杂病或使原有疾病加重。这种情况应先解表再议里。先解表，表气宣畅，里气之郁亦会随之解除，内伤杂病的一系列症状就会消失。《伤寒论》曰："太阳与阳明合病者，必自下利，葛根汤主之。"（第 32 条）葛根汤证的病机是太阳表邪郁闭过重，使胃中津液不能由脾输肺，外散皮毛，而被迫下趋大肠，则见下利。此下利是因表气郁闭而影响里气调和，方用葛根汤以发汗解表，表气宣畅，则里证自除，即喻嘉言谓"逆流挽舟"之法。《伤寒论》曰："太阳与阳明合病，喘而胸满者，不可下，宜麻黄汤。"喘而胸满是因风寒外束、胸中阳气不得宣发所致，虽言阳明，但无腹满，重点仍在太阳。麻黄汤解表宣肺平喘，表邪除，则喘满里证自除。

　　治疗外感的第二条原则是，若内伤杂病急重，不可拘泥于先表后里之序，务须急治里证，里证得平，方虑表证，《金匮要略·脏腑经络先后病脉证》曰："病有急当救里救表者，何谓也？师曰：病，医下之，续得下利清谷不止，身体疼痛者，急当救里；后身体疼痛，清便自调者，急当救表也。"《伤寒论》中又有里实证危急而兼表证的证候，仲景本着急证急治的原则，先采用攻下之法，如"太阳病六七日，表证仍在，脉微而沉，反不结胸，其人发狂者，以热在下焦，少腹当硬满，小便自利者，下血乃愈。所以然者，以太阳随经，瘀热在里故也，抵当汤主之。"（第 124 条）"太阳病身黄，脉沉结，少腹硬，小便不利者，为无血也。小便自利，其人如狂者，血证谛也，抵当汤主之。"（第 125 条）这两条均是太阳表证与下焦蓄血并存之证。"发狂"示蓄血证急重，故以抵当汤破血逐瘀，急攻之，使里证缓解，再解表证。且蓄血证去，里气通畅，表里一气，更利于解除表邪。这里我们要强调一点，无论表里，我们要先治疗危重的和对患者影响最大、最痛苦的证候，然后再治疗最易起效的。

　　治疗外感的第三条原则是，外感和内伤杂病同时治疗。《伤寒杂病论》兼顾外感和杂病。素体的差异导致外感病的不同证型，表明了表里证并存的客观事实。仲景先师因人而异，分别采用不同的汗法治疗。如外感加里实热证，为表寒夹郁，内热初现，但尚未结实，单用辛温药解表，反助内热，仲景恐其传至阳明，故采用外解内清之法，如《伤寒论》中"太阳病，发热恶寒，热多寒少，脉微弱者，此无阳也，不可发汗。宜桂枝二越婢一汤"（第 27 条）其中"热多寒少"示表邪衰退，渐欲化热，有传阳明之势，"脉微弱者，此无阳也"显示表邪郁闭不甚，不可再以麻黄剂大发汗，故以桂枝二越婢一汤小发汗兼清郁热。《伤寒论》中载："太阳病，桂枝证，医反下之，利遂不止，脉促者，表未解也；喘而汗出者，葛根黄芩黄连汤主之。"（第 34 条）葛根解表散邪，生津止利，黄芩、黄连清热燥湿，厚肠止利，此方有表里同治之功。《伤寒论》中又载："太阳中风，脉浮紧，发热恶寒，身疼痛，不汗出而烦躁者，大青龙汤主之。若脉微弱，汗出恶风者，不可服之。服之则厥逆，筋惕肉瞤，此为逆也。"（第 38 条）论述的就是伤寒表气郁闭兼有内热之重证，大青龙汤以麻黄汤倍麻黄加生姜，可峻猛发汗，以散表寒；生石膏辛甘大寒，配麻黄可解表以开阳热之郁闭，清透郁热以除烦；诸药合用，共同起到开表发汗，清热除烦的作用，使表里双解。其余如小青龙汤证、五苓散证皆是如此。再如外感里虚证，《伤寒论》中载："太阳病，发汗，遂漏不止，其人恶风，小便难，四肢微急，难以屈伸者，桂枝加附子汤主之。"（第 20 条）"少阴病，得之二三日，麻黄附子甘草汤微发汗。以二三日无证，故微发汗也。"（第 302 条）"少阴病，始得之，反发热，脉沉者，麻黄细辛附子汤主之。"（第 301 条）"太阳病，外证未除，而数下之，遂协热而利，利下不止，心下痞硬，表里不解者，桂枝人参汤主之。"（第 163 条）以及《金匮要略·妇人产后病脉证治》中记载："产后，中风发热，面正赤，喘而头痛，竹叶汤主之。"均是阳虚外感的证治，均采用温阳解表之表里双解之法。此外，还有小建中汤证，此方之后是虚人外感，建其中之意。

　　从上面的分析我们可以看出，对于外感病而言，了解和掌握患者体质状态、基本健康水平以及是否有基础疾病是十分重要的，切不可仅以祛邪治外感。当然，按摩作为一种以和为法的治疗手段，对于外感病的治疗是有先天不足的。外感病无论表里先后，驱邪外出是大法，但按摩的汗、吐、下这些手法，对于实邪的泻、清、散，效力有所不足。这并不是说，按摩不能治疗感冒这样的外感疾病，而是说，按摩对于外感的治疗，主要依赖于手法对营卫之气的和解作用，是通过调和营卫、解肌发表、开腠理进而发汗来祛邪的。因此，按摩治疗对于感冒轻证，类似太阳中风这样的症见脉浮缓、恶风、发热、汗出的病证，疗效较好，而对于寒邪束表或风温在表这样的感冒重证，力所不及。

治疗感冒，按摩临床中常用的手法有以下几种：一是从足太阳经入手，以捏捻、抓提的手法作用于患者背部皮肤肌肉，开玄府、通腠理，促进营卫之气的交通与运行，振奋卫阳，布达营阴，进而使邪随汗而出。二是点按、捏提、搓擦风池、大椎、肩井等穴，以振奋三阳，驱邪外出。三是点按、横擦、捏捻风门、肺俞等穴以提升肺卫之气，并开上焦，使邪有出路。还可以结合刮痧、拔罐等外治法以增强疗效。可以看出，这样的方法虽平和舒适，但祛邪力弱，故适用于感冒初起、发热不甚而微恶寒、畏风者。若患者寒邪已凝，束缚肌表，出现高热、畏寒、周身疼痛、咳喘流涕等症状时，按摩手法就难以起效，不如用药了。

患者感冒初起、营卫失和而邪尚未强时，用以上手法可以使邪去身静。但在治疗中，我们也需要了解患者的体质状态和近期健康情况，如果其本有内伤杂病，或者体虚正弱，用手法治疗不可时间过长、用力过大，否则可能会出现邪气未退、正气反伤的情况。若患者正气本弱，用手法以开腠理、发表阳，会使本不足之正气外泄，与邪相争，正气力不足，徒然损耗，而邪气不去，甚至邪气会乘正气外达、内里虚弱之时乘虚而入，反使病情加重。我们称这种现象为激惹现象，即邪重药轻，我们的治疗不但没有驱逐邪气，反而振奋了邪气，使患者症状加重。这在临床是非常多见的。如《伤寒论》中载："太阳病，初服桂枝汤，反烦不解者，先刺风池、风府，却与桂枝汤则愈。"（第24条）这就是用桂枝汤治疗后，因药力不足而出现反烦不解的症状，于是针药结合治疗，以外治法增强内治法疗效。可见，仲景先师也是十分重视内外并治、相兼互用的。

我就曾经遇到过这样的情况。一位同事，产后5个月时不慎着了凉，出现了全身酸痛无力、流清涕、咽痛的症状，体温却正常。由于她正值哺乳期，不愿意用药治疗，就来按摩。检查时，我们发现她的体质并不强，脉软无力，腹背脂肪松软，说话声音低怯无力。稍施手法即可，若过度必致激惹。所以，我给她施以背部的抓提之法和捏捻大椎、点按风池等穴。治疗后，她略觉轻松，我就停止了治疗，建议她喝热水并多休息。可她本人比较"恨病"，从我这里走后又找了其他同事拔了个火罐。结果，当天下午她又来找我，此时她症见面红、咳嗽、周身疼痛，体温升至38℃并开始发冷。这就是典型的过度治疗，不但伤了正气，还激惹了邪气，使邪进正退。由于她仍坚持不肯用药，我又给她治疗了一次，仅用了搓擦大椎、风门等穴，点按足三里穴、拨揉胫前阳明经这几个手法。治疗后，她感觉轻松，我嘱咐她多休息并观察体温变化。她下班时体温降了下来，回家休息了一天，隔日身体就恢复正常，来上班了。

　　这个案例就用到了《伤寒论》中"太阳病，头痛至七日以上自愈者，以行其经尽故也。若欲作再经者，针足阳明，使经不传则愈"（第 8 条）。这条主要是说，太阳病虽有七日的传变规律，但也有自愈的倾向。所以，我们在治疗太阳病时，为了防止邪气向阳明或少阳或其他经传变，可以先针足阳明以断其势。这在感冒的治疗中同样有着指导意义。而对于足阳明经，治疗时，手法最易操作、最有效的施治部位，不外足三里穴和胫前足阳明经所行之处。因此，我在上述病例中仍小用振奋卫阳和透邪外出的手法，以阳明经为主，取得了一定的疗效。古人常告诫说，中病即止，过犹不及，先防其变，至今仍是至理。

　　有一回，一位经常来治疗的患者带着她的先生来看病，她说，她先生今年 45 岁，两天前自己在家喝了点酒，因为觉得热，且当时又正值盛夏，就光着膀子睡了一觉。他起来后就全身无力、恶心、头晕，把吃喝的东西都吐了出来。当时一量体温，接近 39℃，他全身发烫、口渴却没出汗。她想，这应该是汗憋在体内了，就拿了家里的感冒药，给她先生吃下去，还给他盖上了被子来发汗。汗很快就出来了，他的体温也降了下来，想着就没事了。第二天，家里修理厨房，她先生搬了一下柜子，就出现了大汗淋漓、头晕目眩、心慌、手脚发凉的症状。于是，他赶紧躺下休息，可躺了一天也没见好，就来医院看看。

这位女患者是我的老病号了，比较信任我，就先带着她先生到我这里来了。一开始，我几乎没有听见她先生说话，全是这位妻子在说。我笑了笑，这种现象在中年夫妻中好像很常见，即所谓的"阴盛阳衰"吧。我问他，你现在哪里不舒服？患者才说，他就是觉得没力气，胸闷气短，有点儿怕风，也挺怕热，总之很不舒服。于是，我伸手过去把他的脉，这时我才发现，他的手一直抱着胸，他妻子赶忙说，把手放下来，多没礼貌。我心中一动，这不就是"叉手自冒心"吗？他的脉浮而无力，腕部皮肤微潮，有郁热感。结合他的病史，我判断，这就是一个风温为病、汗吐太过、伤津耗气的虚人外感证。

首先，这是风温为病，正如《伤寒论》中所言："太阳病，发热而渴，不恶寒者为温病。"（第6条）当时正值盛夏，暑热当令，病人饮辛热之白酒，又袒背而卧，温邪乘虚内犯，故而症见发热、口微渴、恶寒。且温邪内犯与酒食相结，故气逆而吐。此时，切不可见发热便以为是感冒，用发汗解表之法，而应如上文所言，先辨明患者体质的虚实强弱，再行用药。若发汗太过，必伤正气。《伤寒论》中又云："若发汗已，身灼热者，名曰风温。风温为病，脉阴阳俱浮。"（第6条）而且，从患者"叉手自冒心"的症状可知，他应该是阳虚体质，甚至会有其他心阳虚相关的症状。我问他，平时是否有气短心慌、一动就出汗这些症状。没等他回答，他的妻子就抢着说，是啊，他平时总说心慌、没劲、睡不好，在家里什么也不干。昨天就让他搬个柜子，也不沉，就出了一身汗，躺了一天，怪吓人的。我一看，这位先生所患的果然是心阳不足之证，家里必定是妻子操持一切事务。这正是《伤寒论》中所说的"发汗过多，其人叉手自冒心，心下悸，欲得按者，桂枝甘草汤主之"（第64条）。外感之后，误用汗法治疗，阳加于阴而成汗，若发汗太过，必伤阳气。又因患者素体心阳虚，经此发汗，虚上加虚。若再用发汗之法，致虚阳外越而大汗，更伤心脏，患者会出现无力、蜷卧胸闷、心前区不适等症状。凡心悸，不外虚实两种，实者症见袒胸展臂，喜凉拒按；虚者症见畏寒蜷缩，喜温喜按，常常不自觉抱胸叉手，以手护心。这位先生就是典型的自护其心的心阳虚之症。

既然如此，治疗上我就从两方面入手，一则因患者的风温之证尚存，故仍用上述治疗感冒的按摩手法，只是力量、时间略减些，顾及正气即可。二是施以腹部按摩，温运脾胃，建中阳而发卫阳，并以助心阳。这就是虚人外感建其中，正如《伤寒论》所言："伤寒二三日，心中悸而烦者，小建中汤主之。"（第 102 条）其中道理自不必说，手法亦不外揉腹、拿腹、推摩脐周、振颤关元诸法。亦可如前，多多选用足三里穴及其他阳明经穴位，以防传变。

毋庸讳言，按摩对于感冒及其他外感疾病的治疗相对乏力，凡恶寒、发热、脉浮诸症，治皆赖营卫之气的调和、升发，若需祛邪、散邪，按摩效力似不及内治用药，这也是由不同治法的属性所决定的。任何一种疗法都有其擅长之处，亦有其不足之处，关键看医者如何运用了。

后　记

　　《伤寒杂病论》是我们的祖先在与疾病斗争的漫长过程中，通过总结撰写而成的一部完整的治疗和预防疾病的中医经典。"治未病"的观点在《伤寒杂病论》中多有体现，《金匮要略》首篇中提出："夫治未病者，见肝之病，知肝传脾，当先实脾。"人能正常活动的基础是五脏六腑的正常运行，也就是说，气血旺盛，则人体状态稳定，不易被邪气所侵，也不易患病。如果脏腑功能失调，致阴阳失和，人体就易被疾病所侵袭。所以对于疾病，我们需要提前预防。

　　"治未病"不仅包含了"既病早治、已病防变"的思想，更有"未病先防、初愈防复"的理念。未病先防是指在未病时，强调稳态平衡的人体自和功能。"自和"在《伤寒杂病论》中论述较多，如"凡病若发汗、若吐、若下、若亡血、亡津液，阴阳自和者，必自愈"（第58条）。"阴阳自和"的自愈观，是指人体在阴阳失和程度在一定范围内，可通过自身调节恢复阴阳平衡，即无须依靠外界治疗，疾病自会痊愈。自愈的关键就是恢复人体的自我调节功能。但"阴阳自和"有其适用范围，不适用于所有的疾病。

　　"治未病"的优势在于，着眼于"自和"，调节人体的阴阳平衡。《伤寒论》中详细论述了"自和"的判断方法，如"脉浮数者，法当汗出而愈。若下之，身重心悸者，不可发汗，当自汗出乃解。所以然者，尺中脉微，此里虚，须表里实，津液自和，便自汗出愈"（第49条）"发汗多，若重发汗者，亡其阳，谵语。脉短者死，脉自和者不死"（第211条）等，都体现了"人体自和"的养生观。身心失和应及时治疗，防止病邪深入发展。此时要扶助正气，以调整人体气血脏腑的功能，将疾病扼杀在萌芽状态，就可达到疾病早期预防的目的。《伤寒杂病论》中"保胃气"的治疗原则也是疾病"自和"思想的集中反映。这一原则在《伤寒杂病论》中贯穿始终，如"胃气和则愈""和胃气"等。胃气是指人体脾胃对食物的消化功能，胃气正常，机体的气血生化有源，疾病可自愈，阴阳亦可恢复和谐的状态。

在疾病初愈、正气尚未恢复之时，尤其应该注重养生保健，防止疾病复发。应采取综合措施，针对患者疾病初愈时气血津液不足、脾肾亏虚等病理特点，促进脏腑功能的恢复，以期达到病愈邪尽且不复发的目的。病愈后防止复发，首先要预防原有疾病的复发，同时，也要通过和其正气、调养五脏六腑，防止其他脏腑功能失调而变生他病。《金匮要略》中有"辨阴阳易差后劳复病脉证并治"一篇，专门论述愈后防复的观点。疾病后期，病势趋于缓和，病邪已得到控制，但由于患者的气血、脏腑功能尚未恢复，仍有部分余邪未尽，此时应注意调节饮食、起居正常、房事有度，如能调养得当，有助于"阴阳自和"，正气恢复，疾病就能尽快痊愈。

"阴阳自和，未病先防"的养生观，主张病后必须注意调养，防止疾病复发。如《伤寒论》中"病人脉已解，而日暮微烦，以病新差，人强与谷，脾胃气尚弱，不能消谷，故令微烦，损谷则愈"（第398条）指出，有的病人康复之后，因为不注意调节气血阴阳，为求饱腹而饮食无度，水谷难以消化，积滞于胃肠而导致消化功能失常，此时应当注重养生调护，控制饮食，适量运动，使脾胃之气恢复，则人体可达和合之状态。《伤寒杂病论》中提到的疾病愈后复发有四类，分别是劳复、食复、阴阳复和"更发热"。对疾病后期的调养、护理必须有足够的重视，有效的治疗与合理的调养结合起来，才能真正治愈疾病。

《黄帝内经》和《伤寒杂病论》向我们展示出和谐的人体状态，安和的人与自然的相处状态，也告诉我们，失和可以通过人体的自和力和医者的调和力来恢复。人体的平和状态，是中医治疗学的终极目标。

和，是中医的核心，当然，并非全部。毕竟人体千变万化，疾病证候更是千变万化，如寒热、表里、虚实、浮沉、升降。病情有急有缓、有骤有平，临床上要随机应变，临证治之。因此，中医学有了"温、清、补、消、汗、吐、下、和"八法，在此基础上，按摩有了"温、通、补、泻、汗、和、散、清"的按摩八法，无论如何区别治法，"和"都是核心，只是临证时的侧重点不同罢了。

按摩是中医外治法的发展与发扬，其基本治疗方式同样离不开传统的"温、通、补、泻、汗、和、散、清"八法。但是，刮痧适于透邪，针刺长于通脉，艾灸宜于温补，每种治疗方法都有其自身特点和适用范围。这是由每一种治疗方法的指导思想、治疗路径和治疗手段等决定的。正如内治法，是在藏象学说的指导下，以中药的四气五味、升降浮沉等性质为着手点，充分利用各个脏腑及其功能之间的关联性进行辨证施治的。针刺治疗，是以体表腧穴为主要治疗点，利用经脉所循所络的整体结构进行临证辨析的。与其他疗法不同，按摩虽然具有适应证广、治病种类多的特点，且被用于伤科及内、外、妇、儿等多科疾病，但无论从本质还是手段而言，按摩均是一种以"和"为主，重在和谐、调整、平衡、稳定的整体治疗方式。

按摩，是从体表可触及的有形之体入手，充分利用形体、经络、脏腑间错综的联系进行治疗的。这种由表及里、行外达内的治疗方式，基于中医学的整体观。按摩的另一显著特点体现为医患的相互配合，充分利用患者主动或被动配合的肢体运动、呼吸运动及心理活动进行治疗。这是一种在形体的协调作用下，患者积极配合，医者采取不同手法去治疗患者病证，以使疾病痊愈的治疗方法。这一治疗过程正是中医"和"法的体现。在手法的选择、治疗部位的选择和技术动作的设计上，按摩都不是单纯以攻、补、温、清为目的，而是以调整和恢复平衡状态为指导思想。这种治疗上的整体性，在治疗内科、妇科疾病上体现得最为显著。即使是病因明确、病灶有局限的伤科疾病，按摩治疗也十分重视整体的调整，如急性腰扭伤需从腹部论治，颈椎疾病需重视肩背、上肢的治疗等。可见手法治疗以"和"为主，其整体调节的特性也体现了按摩的本质。

按摩属于中医外治法的范畴，其治疗以协调平和为特征，临床主要用于筋伤科及某些内科、妇科、儿科疾病的治疗。可见，这一治疗必然是在一个具有"内连脏腑，外络肢节"的整体系统下完成的，而具有这一特征的系统，除了上述的经络外，还有五体、官窍等机体系统。不难看出，按摩正是医者运用手法，以体表可触及的筋、脉、肉、皮、骨等形体结构为入手点，以五体间的相互关联及"五体—经络—脏腑"间错综复杂的网状联系为路径，达到治病强身的目的。从这一机理出发，我们可以更好地归纳、分析临床手法。对于筋伤类疾病，按摩手法可直接作用于损伤部位的筋、肉、骨（关节），达到理筋复位、松解粘连、疏通狭窄、放松肌肉、滑利关节的功效。同时，利用筋骨一家、筋肉一体的原则，并结合经络学说，尤其是经筋系统理论，对损伤之处进行相应的间接治疗，如提拿腓肠肌可治疗急性腰扭伤、矫正颈椎可治疗颈肩痛等。对于内科、妇科疾病，某些按摩手法可以直接作用于脏腑来起效。又如腹部按摩对于胃肠道平滑肌的直接刺激在治疗胃脘痛、便秘时效果显著。而多数情况下，按摩则是运用五体与脏腑间的所属关系，以及五体与循行于其间的经络系统的关联性，对疾病进行间接调整的，比如在骨盆区域进行松肌舒筋、正骨通脉的治疗，同时松解足三阴经循行部位的肌筋（如内收肌群、足底筋等），可很好地治疗月经不调、痛经及由慢性前列腺疾病所致的尿频、尿急等。

可见，从"和形体""和脏腑""和经络"的"和"的角度，分析、概括按摩治疗的机理，与临床实践高度契合，与脏腑学说的八法论、西医的系统论、中西医结合的层次论、经络学说的腧穴论等相比，更具科学性和现实意义。

所以，中医按摩从属性到治疗手法，从基础理论到临床实践，都体现了中医学的"和"思想，《景岳全书》中说："和者，和其不和也。"中医学的"和"思想蕴涵着中医哲学的深奥与美，而按摩，正是在用双手来实现这份美。